新 できる歯科医師のミッション Mission 55

臨床研修医を開業医で一番育てている院長が語る

監著
渡部 譲治
ワタナベ歯科医院・院長

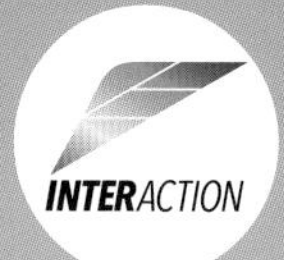

監修者 まえがき

私が高校生の時、歯科医師である父はとても遠くにある憧れの存在でした。「早くあんな臨床医になりたい」と思いながら、歯科大学で必死に勉強していました。

そんなある日、私が高校生の時に１か月歯科医院を閉めて UCLA 歯学部のサマーセミナーに参加した父のテキストを発見しました。「どんな難しい勉強をしていたのだろう」と思い、そのテキストを開いてみたのでした。そこには、なんと私が大学で行っている下顎第一大臼歯のワックスアップのしかたが掲載されていたのでした。「こんなことのために、父はわざわざアメリカに行っていたのか？」と思ってしまいました。

しかし、父が学生時代は第二次世界大戦の真っ只中。戦後第１回の国家試験合格者の父の時代背景を考えると、咬合を学んでいない時代です。当時の補綴のトレンド（P. K. トーマスのコーンテクニック）は「咬合」でしたから、自然な流れでしょう。金属焼付陶材冠（当時はこれをメタボンと呼んでいました）が日本に入ってきたのもこの頃です。金歯から自然な白い歯へ変わっていった最初の頃です。

「今、何が大切か」を学ぶとき、「賢者は歴史に学び、愚者は己の経験によってのみ学ぶ」という言葉を思いだします。咬合面などあってないような補綴の時代から、犬歯誘導によって臼歯を離開させて咬合力をコントロールしようとする現代の補綴への変革期を、一気に見た思いがしました。

＊　＊　＊

自分とは違う年代を生きてきた人の言うこと、することには、それなりの理由があります。そしてそれが自分にプラスになるようなことであれば、取り入れるべきです。

そして、次の世代と一緒に生きていくためには、先人にだけではなく次の世代との対話、理解が必要です。「俺の若いころはこうだった。だから君たちもやりなさい。」ではなく、「君たちがどういう人間になりたいか、そのためにはどうすればよいかを一緒に考えよう」私はそう彼らと話をします。

本書の初版の執筆した当時は、まだそこまでの心境には至っていなかったので、少し強い表現もあるかもしれません。ですが、私が次の世代が成功するために伝えたい「こと」は、今読み返しても伝わると思いました。

先日、ワタナベ歯科医院に勤務している歯科医師が、「僕は学生時代にこの本を読んで、どこを開いても内容を答えられるくらい暗記しましたよ」と言ってくれました。年の離れた彼からそう聴いた時、本書を出版して本当によかったと思いました。

本書が、過酷なコロナ禍の時代に負けず臨床研修医となった皆さんの、歯科医師としての成長のきっかけになれば幸いです。

2024 年 4 月
渡部譲治

はじめに

私が歯科医師免許を取得し研修医となった2011年から、ワタナベ歯科医院は単独型研修施設となりました。その前の協力型施設として研修医を育成していた時から多くの研修医を育ててきたのが、本書の監修者であり著者でもある渡部譲治院長です。

研修医となった皆さんは、今どんなことを考えていますか。早く上手になりたい？ 患者さんに信頼されたい？ 先輩にすごいって思ってもらいたい？ あいつに負けたくない？ 本書には、そのどの希望にも叶う答えが詰まっていると、自信を持って言えます。なぜなら、私が実際にここで研修を受けて、それを得ることができたからです。

当医院では、研修医は1年間の研修プログラムの集大成として、研修医ノートを作成します。1週間毎に指導医と院長による評価を受けるのですが、その時の院長の評価は勤務医全体に共有されます。「評価」というと、良い悪いの話をするのかと聞こえるかもしれませんが、実際はちょっとした読み物です。以下は、2022年4月の評価に、実際にあった文章の抜粋です。

『抜去歯 RCF　近心根が楕円の1根管になったのであれば、ラテラルRCFでは限界があることくらいそろそろ気付け。近心からのレントゲンでえらく雑な根充になっている。抜去歯で垂直圧根充練習しないでいつ練習するの？ 林 修先生なら即答で「今でしょ」となるはず。考えろ。考えない歯科医師は、ただの使いっ走りで終わるだろう』

渡部院長のすごいところは、口だけではなく、必ず実際に手を動かして目の前で見せてくれるところです。さらに、その時のトレンドも取り入れて（時々さむいですが）、自分の体験談とともに、物事の根底にある普遍的な真理を伝えようとしてくれます。

研修医当時の私は、院長の言葉を素直に受け取ることが苦手でした。特に直接言われた時はなおさらです。しかし院長は、常に手を変え品を変え、さまざまなおもしろいたとえ話と自分の経験をもとに、何回も何回も、口頭やメール、LINEで研修医たちに伝えようとしてくれました。いつしかその言葉は、自分の血となり肉となり、患者さんに還元されるようになりました。

歯科医師として歩き始めた皆さんにとっては、すべてが新しいことで、また先輩や指導医の先生が仰っていることが「すべて」でしょう。それゆえ不安に感じることがあるかもしれません。そんな時、手元に本書を持って時々読み返してみてください。本書には嘘はありません。書いてあることも、基本中の基本だけです。それだけに、迷いが生じた時、ちょっとズルをしたくなった時、本書がきっと皆さんを正しい方向に導く手助けをしてくれることでしょう。皆さんの成長を心から応援しています。

2024年4月
執筆者を代表して
渡部 真麻

CONTENTS

監修者まえがき……03
はじめに……04
監修者・著者紹介……08
ワタナベ歯科医院とは……10

CHAPTER 1　イントロダクション……11

MISSION 01　学生から社会人になった君へ……12
MISSION 02　失敗を恐れるな。真正面からぶち当たれ！……14
MISSION 03　氷河期を生き残る最強のゴキブリになれ！……16
MISSION 04　臨床で成功する歯科医師と経営で成功する歯科医師……18
MISSION 05　「おかしい」と思ったら振り返れ！……20
MISSION 06　使えるものは、親でも使え……22

CHAPTER 2　日々のトレーニングに際してのアドバイス…25

MISSION 07　アシストは学びの場であることを忘れるなかれ……26
MISSION 08　評価されることで人は成長する……28
MISSION 09　歯科治療には一段飛びは存在しない……32
MISSION 10　捨てるなその歯、使えるぞ！……34
MISSION 11　レストを極めよ……36
MISSION 12　歯科治療はイメージングが大事……40
MISSION 13　TeC の恩恵……42

CHAPTER 3　基本手技をトレーニング中の君たちへ……45

MISSION 14　歯の形も知らないで歯科医師といえるか？……46
MISSION 15　なぜあの先生の患者はいつも寝てしまうのか？……50
MISSION 16　歯医者を何年やりたいか？……52
MISSION 17　拡大診療は、ベテランとの距離を縮める……56

CHAPTER 4　歯周治療をトレーニング中の君たちへ……61

MISSION 18　ペリオを疎かにするなかれ……62

MISSION 19　沼地に家は建てられない …… 64
MISSION 20　歯肉は読むもの …… 66
MISSION 21　支台歯形成とペリオの切っても切れない関係 …… 68

CHAPTER 5　エンドをトレーニング中の君たちへ …… 71

MISSION 22　君はその歯にセラミックを勧められるか？ …… 72
MISSION 23　歯髄は生物 …… 74
MISSION 24　ビギナーにとって、エンドは誤診の宝庫 …… 76
MISSION 25　本当にその歯は残せるのか？ …… 80
MISSION 26　インフォームドコンセントが逃げ口上になってないか？ 82

CHAPTER 6　補綴をトレーニング中の君たちへ …… 85

MISSION 27　その補綴、自分の口に入れたいか？ …… 86
MISSION 28　形成上達のキモは、多方向から見る習慣にあり …… 88
MISSION 29　歯を見て口を見ず …… 90
MISSION 30　すべての道はデンチャーに通ず …… 92
MISSION 31　プロビジョナルでは歯周組織と咬合、そして審美性を評価せよ 94
MISSION 32　補綴治療は「引き算の美学」…… 98

CHAPTER 7　外科をトレーニング中の君たちへ …… 101

MISSION 33　外科処置での抑えどころは、たったの3つ …… 102
MISSION 34　MIは常識。しかしなんでもMIでいいわけではない …… 104
MISSION 35　怖がりのみが生き残り、成長する …… 106
MISSION 36　「切腹の作法」と「鬼手仏心」で挑む親知らず抜歯 …… 108
MISSION 37　偶発症予防の考え方 …… 110

CHAPTER 8　コンサルテーション上達へのアドバイス …… 113

MISSION 38　問診は『つかみ』…… 114
MISSION 39　話上手は聞き上手 …… 116
MISSION 40　人気者の歯医者の秘密 …… 118
MISSION 41　『丁寧なコミュニケーション』の落とし穴 …… 120
MISSION 42　問診は『かきかえ』で臨め！ …… 122

MISSION 43　100 の言葉よりも 1 枚の写真 …………………………… 124
MISSION 44　はじめて治療計画を立案する君へ ………………………… 128
MISSION 45　君の治療プランはキラキラしているか？ ……………… 132
MISSION 46　数字をうまく使える人は説明上手 ………………………… 134
MISSION 47　長年通っている患者だからこそすべき『質問』………… 136

CHAPTER 9　よき歯科医師になるために ……………………………… 139

MISSION 48　「腰を落ち着けて臨床をする」ということとは………… 140
MISSION 49　外科を志したきっかけ ………………………………………… 142
MISSION 50　守破離の歯科医療 ……………………………………………… 144
MISSION 51　自分の足跡を残せ！ …………………………………………… 146
MISSION 52　脱・主訴だけ治療 ……………………………………………… 148
MISSION 53　弘法も筆を選んでいる ………………………………………… 152
MISSION 54　君は名プロデューサーになれるか？ ……………………… 154
MISSION 55　会議は始まる前に終わっているべき ……………………… 156

おわりに……………………………………………………………………………… 158
参考文献……………………………………………………………………………… 159

One Point Column

アシストの極意…………………………………………………………………44
ロデオ診療…………………………………………………………………………60
患者はアマチュア…………………………………………………………………70
君は化粧をしたことがあるか……………………………………………………84
君はいま何合目？…………………………………………………………… 100
抜歯宣告は死刑宣告と同じ……………………………………………… 138

監修者・著者紹介

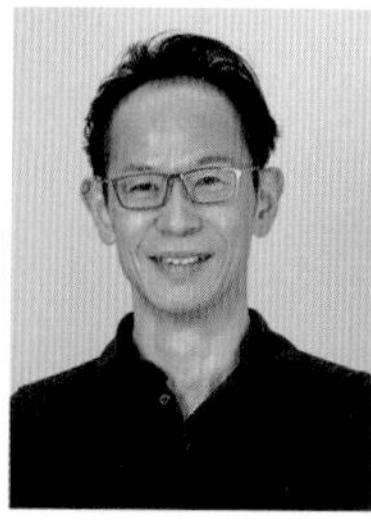

渡部 譲治

ワタナベ歯科医院・院長

愛媛県出身
1983年　東京歯科大学歯学部 卒業
1990年　ワタナベ歯科医院 開設
1997年　医療法人社団同仁会 設立

モットーは「自分だったらどうしてほしいかを考える」こと。患者さんに満足してもらえる治療や説明を心がけています。以前はGPとしての歯科医療を行っていましたが、2002年ごろより口腔外科処置に特化した歯科医療を実践しています。

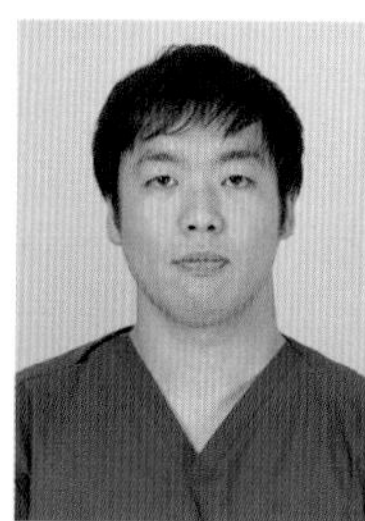

澤田 卓弥

滋賀県出身
2015年　大阪大学歯学部 卒業
2015～2018年　医療法人社団同仁会ワタナベ歯科医院 勤務
歯科医院での勤務を経て
2023年　MARCH 歯科・矯正歯科 開業

「鉄は熱いうちに打て」という言葉がありますが、歯科医師もまさにそのとおりです。新人時代にいかに基本をみっちりトレーニングできるかで、その後の歯科医師人生は大きく変わると思います。ワタナベ歯科で学ばせてもらったことは、時間が経った今も自分の芯となっています。そのエッセンスを本書にまとめました。

AO（サンディエゴ）、Human cadaver course（ウィーン）参加。SJCD レギュラーコース受講。日本顎咬合学会会員、口腔インプラント学会会員、大津市歯科医師会会員。

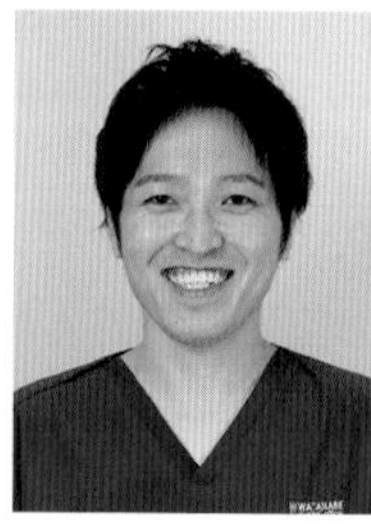

鈴木 篤士

宮城県出身
2012年　東北大学歯学部 卒業
2012～2018年　医療法人社団同仁会ワタナベ歯科医院 勤務
2019年　アズ歯科桶川院 開業

ワタナベ歯科の見学時、理事長に「卒後１年でその後の人生が決まる」と言われたことをとても鮮明に覚えています。その言葉を信じて、本書に書かれている内容を基本とした指導を受けたからこそ、今の自分があると考えています。努力は必ず身を結ぶと信じています。がんばりましょう!

IFED（ミュンヘン）、Human cadaver course（ウィーン）参加。SJCD レギュラーコース＆マスターコース受講。東京 SJCD 会員。

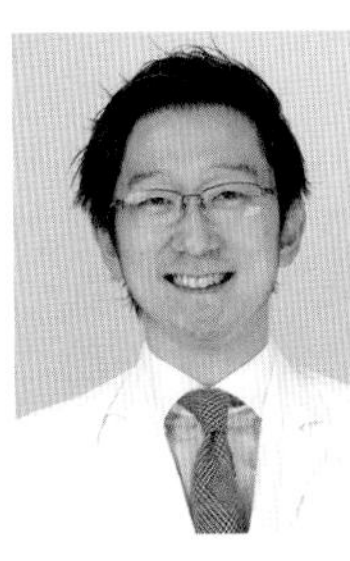

中村 一仁

北海道出身
2012年　東北大学歯学部 卒業
2013～2019年　医療法人社団同仁会ワタナベ歯科医院 勤務
2020年　アズ歯科桶川院 勤務

研修初期に学び、今に活きていると感じることは、診療に対する心構えです。「常に患者さん１人１人の目線に立ち、最善の治療方針を考える」ことが大切です。患者さんが安心して治療を受けられるように、わかりやすい説明を心がけています。

Human cadaver course（ウィーン）参加。SJCD レギュラーコース受講。

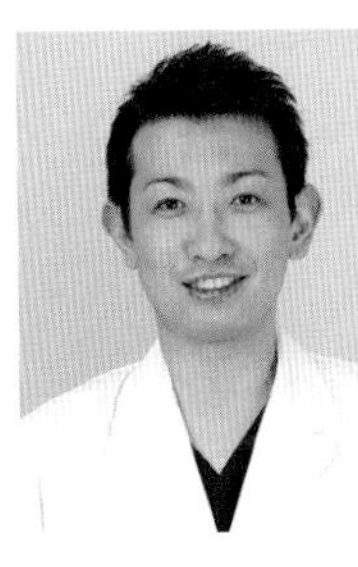

林 茂雄

静岡県出身
2013年　昭和大学歯学部 卒業
2013～2020年　医療法人社団同仁会ワタナベ歯科医院 勤務
歯科医院での勤務を経て
2021年　医療法人社団光和会 林歯科医院 開業

何もわからない研修医から始まり、現在では自身の医院を開業し、地元から愛される歯科医院に成長しました。その中で感じた大切なことは主に３つ。①早い段階での苦労と努力、②早くに正しい治療を知り考える知識を持つこと、③利益ではなく人を思う治療をすることです。人を笑顔に変えられるこの仕事に誇りを持ち、楽しむために、今自分にできる精一杯をやりきりましょう。

SJCD レギュラーコース＆マイクロベニアコース受講。Human cadaver course（ウィーン）参加。

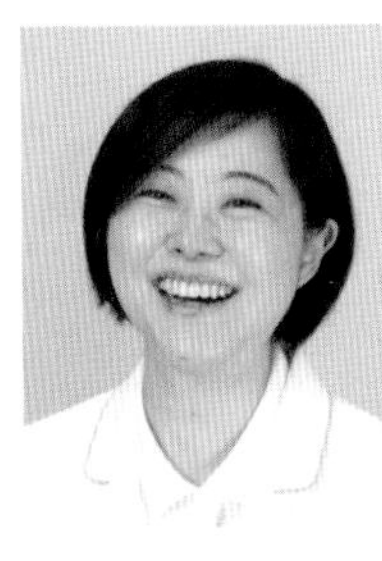

渡部 真麻

神奈川県出身。
2012年　日本大学歯学部卒業
2012年　医療法人社団同仁会ワタナベ歯科医院 勤務

研修医を経て、現在、指導医という立場から研修医を見て、もっとも大事だと思うことは「素直であること」。普段のモットーは「一歯一歯それぞれを科学的根拠に基づいて丁寧に治療するだけでなく、口腔全体を臓器としてとらえ、治療していくこと」です。大学時代は奇術部でステージマジックに熱中していました。

THE DAWSON ACADEMY JAPAN、ADVANCED ENDODONTICS、IDEA Intense Hands- On Course; Anterior esthetics、SJCD レギュラー＆マスターコース、JIADS ペリオコース、GPO レギュラーコース＆アドバンスコース受講。日本大学歯学部歯周病学講座聴講生。

著者の写真は本書初版執筆時のものです

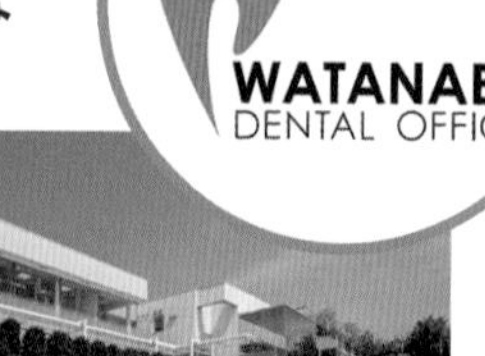

ワタナベ歯科医院とは

ワタナベ歯科医院は、神奈川県横浜市都筑区にある**22時まで救急対応可能な歯科医院**として地域医療に貢献する医療機関であり、また**単独型臨床研修施設**でもあります。

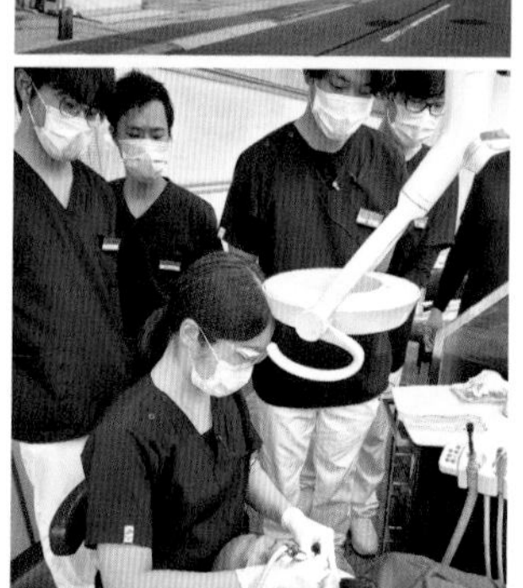

【DATA】

勤務総スタッフ数	120名
内、歯科医師数	20名
研修歯科医募集人数（1年次）	10名
平均研修歯科医師数	6～7名
1日平均外来患者数	150名

ワタナベ歯科医院での歯科医師臨床研修では、**「頭で考えるより先に手が動く歯科医師の育成」**を目指しています。

渡部院長が患者役として臨床研修医にテストを繰り返し、フィードバックしています。

【名物トレーニング　それは『朝練』】

4月	・診療ポジション、ユニットの動かしかたの習得 ・ポリッシングを通じて適切なレストの確保のしかたを習得 ・歯肉を傷つけずに適切に歯面にチップを当てるスケーリングテクニックの習得
5月半ば	・歯牙模型、歯髄のスケッチにて、以後のRCTと形成に向けて歯の形態を把握する
6月後半	・抜去歯でのRCTの練習（単根～2根～3、4根） ・（各ステップでの拡大が十分にできるようになったら）充填の練習
8月	・歯列、スカル模型のスケッチを通して、顔貌と歯列との調和、バランスの把握
9月～	・前歯、臼歯の一歯単位の形成の練習 ・（適切な形成ができるようになったら）その模型でのTeC製作の練習 ・最終的には左側上顎第一大臼歯から右側上顎第一大臼歯までの12歯の形成とTeC製作（これができるようになったら朝練終了）

以上の朝練を通して、日常の臨床でルーティーンとなるスケーリング、ポリッシングをはじめ、根管治療や形成、TeCの製作まで、頭で考えるだけでなく、実際に手技として身体に染みつくようにしています。

CHAPTER◉ 1
イントロダクション

MISSION 01 学生から社会人になった君へ

“脱・学生気分”

君たちはこれまで、何かと持ち上げられて来たのではないだろうか。模型実習も、「はじめてにしてはよくできている」とほめられたに違いない。なにしろ教育マニュアルでは、「どんな下手でもどこか１つくらいほめるところがあるだろうから、そこを見つけてほめてやりなさい」となっているからだ。しかし、これからは違う。ダメなものはダメで排除されてしまう。そして、再試とか追再試は存在しない。怒鳴られたり怒られたりすることだって当然ある。それが、学生と社会人の決定的な違いなのだ。

社会には社会のルールがある。まずは社会人としての常識やルールを身につけよう。遅刻をしないとか、報告をするとかは、円滑な人間関係をつくるためのイロハのイである。

“早く一人前になりたいなら、次の3つを実践せよ”

①健康に気をつけよ

病気で熱があったら仕事に集中できるだろうか？　二日酔いや寝不足でも同じだ。自分の健康管理は社会人としての基本である。

②素直であれ

私が学生時代の話だ。義歯の蝋堤実習の際、医局員の先生が自分で作ったピカピカの蝋提を見せてくれ、「蝋提はこのように作りなさい。臨床でここまでする意味はないが、ワックスという我々が一生つき合う材料の特性を知るにはピカピカにすることも大事だ」とおっしゃった。私は気泡を入れないように気をつけて作業し、エバンスナイフで手ぶれしないように一気にカットしたりしたが、微妙に凸凹で医局員の先生の作品とは似ても似つかないものしかできなかった。

そうこうしているうちに、友人が医局員の先生から仕入れた情報を持ってきてくれた。なんと、サンドペーパーで平らに成型して、パンストで磨くというものだった。「なんだ、そうだったのか」と、私はすぐにそれを実行しようとした。サンドペーパーは文房具店で簡単に手に入った。しかし、大の男がパンストを買うなどはできない。そこでクラスの女の子に「はき古したやつでいいから、パンストくれ」と、破廉恥なことを堂々と言って手に入れた。男子校で育った私は、「はき古したパンストくれとか言ったら普通は犯罪行為なのに、それが許される仕事なんて滅多にない！」と感動したものだ。そうやってパンストを手に入れた私は、それはきれいな蝋堤を作ることができた。

たしかに臨床ではそこまでする意味はない。しかしこの作業を通じて、私は温度管理でワックスはどうにでも扱える便利な材料であることを理解した。医局員の先生の戦略にまんまとハマったわけだ。

素直さは、人を成長させる。事実、パンストに抵抗があったり、溶けたワックスは熱いと思い込み怖がっていた同級生は、ちっとも上達しなかった。

③歯科の仕事を好きになれ

遊びやスポーツをしていると「時間が経つのを忘れてしまう」という経験は誰しもあることだ。好きなことはいくらやっても疲れない。では好きなことが仕事になったらどうだろうか？　楽しい上にお金にもなれば言うことなしだ。私は技工から仕事が好きになった。そして仕事をするうち、外科がおもしくて好きになった。

歯科医師になったからには、人生の半分以上を歯科医院で過ごすことになるだろう。だったら、おもしろい仕事をするか、仕事をおもしろがらなければもったいない。まずは好きな分野を見つけよう。

MISSION 02 失敗を恐れるな。真正面からぶち当たれ！

“私だって失敗する”

おいっ！　君はトイレで失敗したことあるか？　私は何度かある。いや何度もかもしれん。回数はどうでもいい。一番忘れられないのは、電車に乗っていてどうしてもトイレに行きたくなり、でも我慢して目的地の駅に降りた時のことだ。ホームからの階段を駆け下り、駅のトイレに駆け込み、用を足してほっと一安心、と思ったらなんと「紙がないぃ〜っ！」。そういえばトイレの入り口にティッシュペーパーの自販機があった。あれはそういうことだったのか！

そう考えてもあとの祭り。しかたなく私は履いていたパンツを犠牲にすることにした。当時はまだ水洗トイレではなかったので、苦しい体勢からなんとかズボンを脱ぎ、パンツも脱いで、それを使って目的を果たした。

その日は１日ノーパン＆デニム１枚で過ごしたわけだが、なにか得も言われぬ爽快感を感じたことだけは覚えている。我慢に我慢を重ねて失敗して、それでもあきらめず窮余の策でそれを切り抜けられた時、人は自然と笑みを浮かべるのではないだろうか。特にビギナーの時は、その積み重ねだと思う。

“笑い飛ばせる失敗は買ってでもしろ”

ビギナーであるうちは、日々緊張の連続で、普通ならば絶対にすることのないような失敗をしてしまうものだ。以前、ワタナベ歯科で研修していた研修医に、診査用模型を平均値咬合器に付着するよう指示した時のことだ。あとでそれを確認しにいくと、なんと上下顎が逆さまに付着してあった。私はそれをみて唖然としたというよりも、むしろ微笑ましくなった。そして、以前は前後逆に付着した研修医がいたことも思い出した。

「上下顎を間違えるなんて、なにを勉強してきたんだ！」と一応指導したが、私も笑いを堪えることができなかった。その研修医はハッとして顔を真っ赤にしていたが、きっとこういった失敗はもうしないだろう。

“笑い飛ばせない失敗は絶対にするな！”

上下顎もしくは前後を間違えて咬合器に付着したとしても、これはやり直せるので問題はない。むしろ場が和む。しかし、いくらビギナーといえどもしてはいけない失敗がある。

たとえば、TeC やプロビジョナルレストレーションの仮着はその典型だ。研修期間中、先輩や院長から仮着を頼まれることは多々あるだろう。「そろそろセメントアウト終わったかな」と見に行ってみて、頬舌側が逆だったことがあった。これは笑い飛ばせない失敗である。しかし、実際にあることなのだ。「最終補綴物じゃないからいいじゃないか」と思うかもしれないが、それは歯科医院側の都合である。TeC にしろプロビジョナルレストレーションにしろ、撤去する時間、作り直す時間は患者を拘束し、時間的・経済的損失を生む。「仮のもの」という甘えがそういった失敗を生むのだ。ワタナベ歯科ではこういった失敗を防ぐため、近心あるいは頬側に軽くマーキングする習慣を持たせている（**MISSION 27 参照**）。転ばぬ先の杖というわけだ。

本項のタイトルは「失敗を恐れるな」だが、これは無鉄砲とは違う。石橋を叩きまくるほど緻密に考え、自信と確信を得たならば真正面からぶち当たる。そういう経験を積んでほしいと思う。しかし、そこまで自信がないならば、臆病なくらいのほうが安心だ。無鉄砲ほど恐ろしいものはないことを心に留めて欲しい。

MISSION 03

氷河期を生き残る最強のゴキブリになれ！

“だれでも1年は 365 日”

君の指導医はどんな人だろうか。難しい症例を見事に治療しているとか、患者の心をつかむのが上手だとかあるだろう。それでは、1つ上の先輩はどうだろう。1つ上といっても、あの先輩はもうあんなことをやっているし、他の人と違ってかっこいいなんてこともあるかもしれない。

もしそんな先輩がいたとしたら、去年の今頃はどうだったか、一度質問してみるといい。君がこれから成長していく上で、1つの手がかりになるはずだ。その逆もそうだ。「こうはなりたくない」と思う人の話も聞いてみよう。

できる先輩もそうでない先輩も、同じ1年を過ごして今の差が生まれている。何が違うのか、君はよく考えなければならない。

“「お疲れ様です」はダメなビギナーの常套句”

埋伏抜歯をする際、術前にさらっとCTを流して見ていたら、ビギナー歯科医師が「今、何を見たんですか」と質問してきた。私は思わず笑ってしまった。なぜならいい質問だったからだ。ダメな歯科医師は、そばでニコニコわかったふりをして微笑んでいるだけだ。そんなことで私と同じ抜歯ができるようになるわけがない。目線が違うのだ。

憧れの先輩のようになりたくても、「今の自分とは実力が全然違う」と思うことがあるだろう。その差を埋めたいと思うならば、先輩と同じ目線で物事を考えるようにするといい。「なぜ？」と思うことが必ず出てくるはずだ。それが、君と先輩との差を埋めるきっかけになる。

埋伏抜歯に備えて私が確認していたものは……

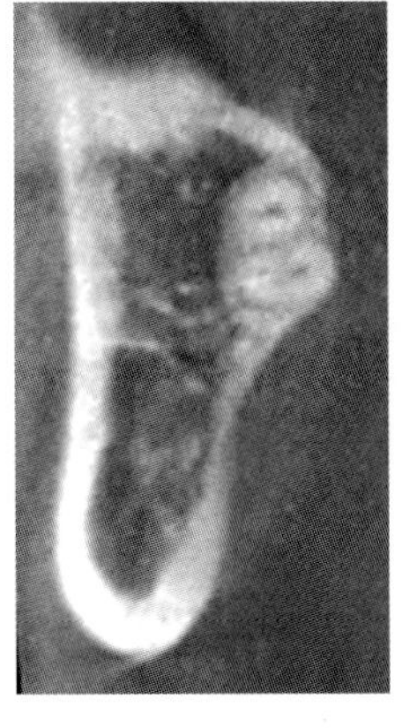

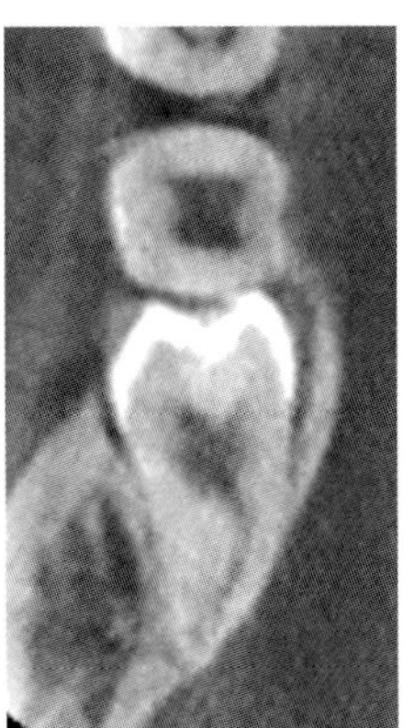

●私がCTで確認していたものは、①根と下歯槽管との位置関係、②根の形態、③舌側の骨の厚みである。私は以前、若い歯科医師の処置により3回も舌側の下顎隙に落ちそうになった根を拾ったことがある。3回とも根の回収に成功したが、4回目も絶対に成功するかというと自信はない。ゆえに舌側の骨の厚みがとても気になるのだ。まさかの事故は、まさかの時に起こる。常に最悪の事態を念頭において処置することが大事だ。

また、もし先輩が君の目の前で失敗をしたならば、「なぜそうなったのか」を君なりによく考えてから、その原因を聞いてみよう。もしかしたら君とは違った視点の答えが聞けるかもしれない。先輩の失敗は君のリスクマネジメント項目を増やすいい機会だ。逆に、「大変でしたね、お疲れ様です」しか言えないビギナーは、いつまでたってものびない。

“君が歩む道はどっちだ?”

トレーニングも進み、いざ実際に自分でやるようになった時、「あれ?先輩はこれをどうやってたっけ」「なんで同じようにできないのだろう」と思ってしまったら、君はできないほうの先輩の道に足を踏み込んでいる可能性が高い。

先輩の治療を間近で一日中見ていられるのは最初だけだ。そこでいかに自分のものとして吸収して、活かしていけるかを常に考えなければならない。「大人しい優等生でいよう」と思うことこそが、負け組なのだ。

MISSION 04 臨床で成功する歯科医師と経営で成功する歯科医師

“腕がいいだけでは食っていけない”

26歳の時、田舎の実家近くの小学校で地域の親睦のための運動会があり、たまたま帰省していた私は両親に誘われ参加した。特に運動会に興味のない私は溶け込むこともせず、ぼんやりと地域の人たちを眺めていた。そんな私に、後ろから父親がすっと近づいてきてこう言った。

「そこのブランコに座ってる八百屋の兄ちゃん見てみい」

そこには、複数の小学生の女の子や男の子が首に抱きつき、「遊ぼう、遊ぼう」と言われている、私と同い年くらいでランニングシャツの青年がいた。そしてそれに続く「あの兄ちゃんがもし歯医者で、お前の近くで開業したら、どっちが繁盛するかいのう」と言う父親の言葉に、私は愕然となった。私はファッションには人一倍気をつかってはいたが、「人に好かれる」とか「話しかけやすい」とかについては考えたこともなかったからだ。

私とあの兄ちゃんの何が違う？　笑顔？　声の高さ？　話すスピード？　言葉遣い？　目線の高さ？　身振り手振り？

答えは「すべて」。

「オレは腕がいい」って気取っていたって、患者が来たとしても話ができなければゼロじゃないか！

その日、私はその兄ちゃんに嫉妬すら覚え、彼と子どもたちをずっと観察していた。

帰京してからも、私は成功していると称される歯科医師の話しかた、表情、ジェスチャーを、すべて逃すまいと観察し始めた。すると、相手の話の相槌を打って、同意を言葉にする――なんていうこともだんだんわかってきた。

私は、父親から臨床の技術や勘所をたくさん学んだ。そしてそれを若い歯科医師たちに伝えている。しかし、あの時、あの運動会にいた「八百屋の兄ちゃん」と、当時のカッコつけた私の違いを父親が指摘してくれなかったら、今の自分はなかったと思う。

“二兎を追って二兎を得よ”

歯科医師としての技術を高めるには不断の努力が必要だ。しかしコミュニケーション能力は、ある程度、人まねと考えかたの切り替えで何とかなる。

一般的に、臨床で成功する歯科医師と経営で成功する歯科医師は必ずしも一致しない。否、ほとんど一致しない。

臨床医として成功する歯科医師とは、この場合、自分の臨床分野を自分で学習しその技術を高めていく歯科医師のことを指す。彼らの多くはスロースターターであり、爆発的な売り上げを立てることはできないが、長きにわたり安定した歯科医院を持つ。

経営で成功する歯科医師とは、コミュニケーション能力が非常に高い歯科医師であり、診断治療能力は大したことがないにも関わらず、開業した当初から患者がたくさん来院する。

このどちらがいいかは、考えかた次第だろう。ビギナーの君たちは、どっちを選ぶだろうか。私は、君たちにはぜひこの２つを両立させてほしいと願っている。

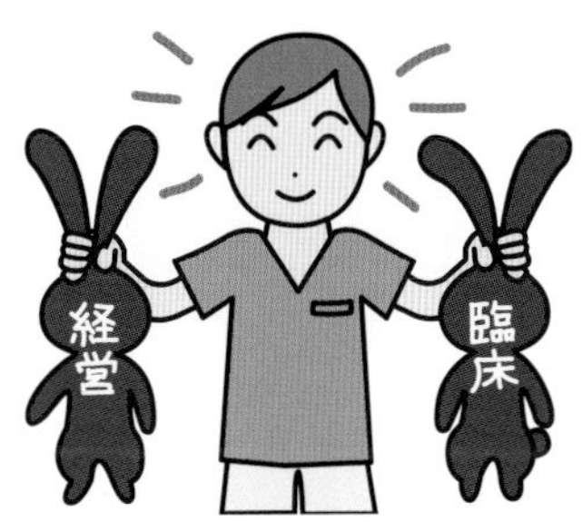

MISSION 05 「おかしい」と思ったら振り返れ！

“熟練した大工は釘を一発で打ち込む”

50年以上前の建築現場はオープンのままで、工事用の囲いやシートはなかった。そのため私が子どもの頃は、戸建ての家の建築現場は絶好の遊び場だった。釘や木切れがいっぱいあったからだ。木切れも「これ、ちょうだい！」の一言で「いいよ」ともらうことができた。

工事現場で一番かっこいいなと思ったのは、何といっても釘打ち。現在の工事現場では金づちで釘を打つということはなくなったが、当時はすべて手打ちだった。

まず、釘の先端のテーパー部を２、３mm軽く板に打ち込み、釘だけで自立した状態にする。そして口の中に溜めた釘をどんどん立てていき、最後に本格的に釘を打ち込む。木が軟らかそうだったり、薄かったりしたら一発で釘を打ち込むし、木の節のところだと慎重に３、４回金づちで打ち込む。

どんなに上手な大工でも、たまに打っている途中で釘が曲がることがある。そういう時は曲がった反対側に向けて金づちで打ち、曲がりを伸ばしてやってから釘を打ち込む。

なぜこんな話をするかというと、「歯科治療も釘と同じ」と思うからだ。釘が大きく曲がってからでは、直そうとしても戻らない。だからちょっと曲がったところですかさず修正を加えていかないと、抜いて捨てなければならなくなる。歯科治療でも同様だ。形成にしろエンドにしろ、おかしいと思ったら振り返って「何が原因なのか」、「どうすればよいのか」を試行錯誤する習慣を若いうちから身につけてほしい。「次からはちゃんとしよう」ではダメなのだ。「ちゃんと」するためには「どうしたら」

おかしいと思った段階で振り返れば防止できる医原性疾患

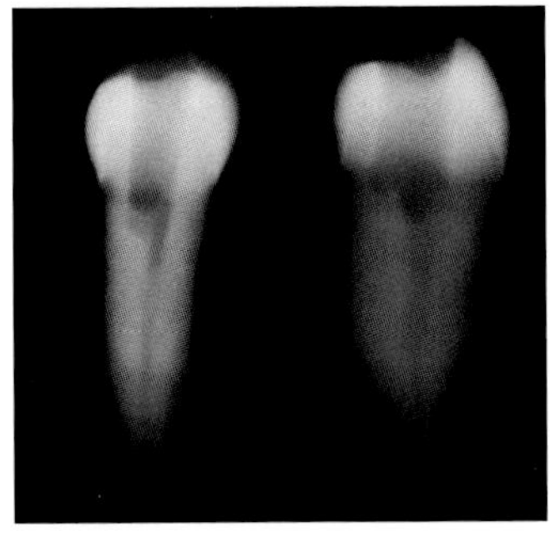

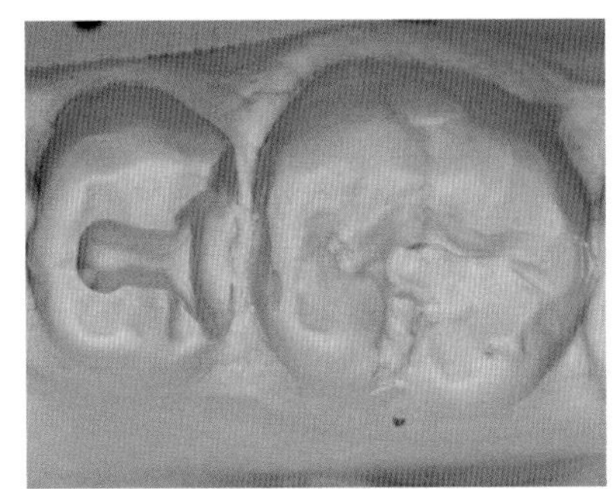

●左のエックス線写真は、舌側に穿孔しかかっている。右の模型の写真は、形成中にバーの軸がずれて変化しているばかりか、隣の歯も削っており、概形が移行的でない。右も左もわからないビギナーであれば、こういった道の迷いかたをすることもあるだろう。ここに材料を詰めることは簡単だが、この歯の予後を悪くしてしまったことに気づかなくてはならない。こういった経験をしたならば、

- バーやコントラヘッドの傾きはどのように見えていたのか？
- 削った感触は？　フットペダルを踏み続けていた時間は？　回転数は？
- 自分はどこを削っているつもりだった？
- ルーペやマイクロスコープではどのように見えていたか？

を振り返ることが、誤りの繰り返しを予防する秘訣である。

いいのかを考えておくことが、釘を曲げない秘訣だ。

“実は君も釘だったりする”

トレーニングを続けていると、何度も細かいところを指摘する先輩や院長に嫌気が差す時もあるだろう。しかし、こう思ってほしい。まさに今、自分は曲がりつつあるんだ、と。先輩や院長は、君をまっすぐに修正したいと考えているだけなのだ。言い換えると、君が振り返ることなく突き進むならば、いずれ歯科界から君は抜き捨てられてしまう可能性があることも理解しておくべきだろう。

MISSION 06 使えるものは、親でも使え

“否定するのは簡単だが…”

私は毎年、若い歯科医師のマッチングの面接をたくさんしている。当然ながら、親が歯医者で2代目の歯科医師にも出会う。その中には、親の診療を真っ向から否定する2代目もいる。どれも、「あんな治療はしたくない」「最新の技術を学びたい」という意見だ。そういう意見を聞くたびに、私は正直もったいないと思う。

子どもを歯科大学に行かせる経済力のある親であれば、ある程度以上の支持を地元で得ているはず。そういう人であれば、何かしら学べるところがあるはずだと思うからだ。

本書には、随所に歯科医師だった私の親父のテクニックや考えかたが顔を出している。何を隠そう、私自身が親父から多くを学び、それが今も生きているからだ。本書を読むことで、君たちが臨床歴75年（当時の親父の臨床歴40年＋私の臨床歴35年）の老練で姑息な技術を1つでもモノにしてくれればと思っている。

“あんたの手は大きいのよ!”

私は親父に憧れて歯科医師になった。そう簡単には親父を越えることは難しいかもしれないが、「近づきたい」と思っていた。だから、大学が長期休みに入ると、実家の歯科医院で助手のアルバイトをしていた。

そんなある日、練習として叔母の治療をするチャンスがあった。一生懸命、上顎第一大臼歯のRCTをした。慣れないことだったことから、治療後とても疲れたのを覚えている。その叔母は遠慮のない人だったの

家族や親戚に歯科医師がいるならば、話を聞いてみよう

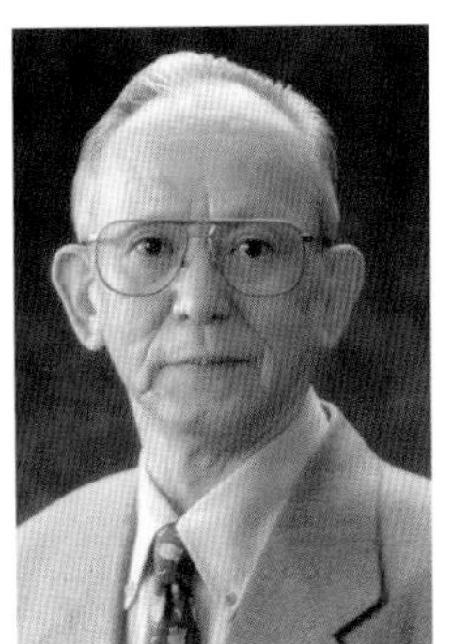

●親父の渡部復郎（わたなべまたお）。第二次世界大戦後、第一回歯科医師国家試験に合格。松山市赤十字病院の歯科に勤務後開業し、50数年間歯科診療に携わった。当時としては最先端であった歯の移植、チタン以外の材料でできたインプラントの臨床導入のほか、金合金の代替金属としてチタンに着目し、その鋳造設備も導入した。現在はインプラントにチタンが広く使われていること、CAD/CAM技術の進歩とともに金合金の代替材料に注目が集まっていることを考えると、父の取り組みは先駆けであった。

で、洗口後、開口一番「あんた、お父さんより下手ね」となじられた。あまりにズバッと言われたので、私もカチンと来て言い返した。

「ただ、下手って言われても困るよ。具体的にどこがどう下手だったのか教えてよ」

そんな私の質問に、叔母はちょっと考えて「あんたの手はお父さんより大きいのよ！」と答えてくれた。

私のほうが親父より背が高いから手も大きいのか？　いやそこまで差はないだろう。

そこで親父を呼び、「自分はこういう姿勢でこの歯を治療したけど、親父はどうやるのかやって見せてよ」と頼んだ。私は２年生から親父の助手のアルバイトをしていたので、やりかたは十分見ていたつもりだ。だから、「レストをとれ」の言いつけを守り、固定をしっかりしようと心がけていた自分の何が悪いのかと思ったのだ。

ところが、なんと親父は親指、人差し指、中指の３本しか口腔内に入れていないのだ。薬指と小指は口腔外レストだった。私は薬指まで口の中に入れ、小指のみ口腔外レストにしていたのだった。薬指１本分、叔母は大きく開口していなくてはならなかった。だから私の手を大きいと感じたのだ。

親父はなおかつ、「薬指と小指を口の中に入れてなかったら、その2本で無影灯の位置を直せるし、チェアのボタンも押せるじゃろが」とも言った。私は「やられた」と思った。

こうなったら徹底的に親父の古狸（ふるだぬき）の手口（テクニック）を学び取って自分のモノにしてやろうと決心し、ことあるごとに私は親父のアシストをしたのだった。

“親父、これどう思う？”

親父は自費診療でより付加価値の高い臨床を目指し、私はまず保険診療でより患者満足度の高い診療を目指したため、残念ながら私は歯科医師として生涯一度も親父と同じ職場で働くことはなかった。しかし親父が存命中は、出会った症例のことをたくさん相談した。

私はたった一度だけ、親父にほめられたことがある。

上顎総義歯の印象採得をシリコーンでしたにもかかわらず、なぜか適合が甘かったことがあった。その時、義歯の内面と口腔内を見比べてみたところ、想定される義歯の範囲が粘度の高い唾液でぬるっとしていることに気がついた。ムチンの多い唾液の厚み分の印象が採れていないのではないか？　濡れたガーゼをよくしぼり、粘性唾液をよく拭ってから義歯印象を採ったところ、義歯の適合がよくなった。

そのことを親父にどう思うか聞いたところ、親父はまじまじと私の顔を見て、「お前に保険診療だけやらせとくのは惜しいのう」と言った。私にとっては、誰にほめられるよりもうれしい「認められた」と感じた瞬間だった。

親父が亡くなってすでに16年になるが、今でも難症例に出くわすと、「親父だったらどうアプローチするだろうか」、「まず何から始めるだろうか」と考えてしまう自分がいる。

君は、親と話をしているだろうか？

CHAPTER ◉ 2

日々の
トレーニングに
際してのアドバイス

MISSION 07

アシストは学びの場であることを忘れるなかれ

“アシストは上達の近道以外のなにものでもない”

実際に自分の手を動かして治療するようになったビギナー歯科医師から、次のような質問をされることが多々ある。

- あれってこうするんですか？
- ここがうまくできないのですが……。

これらはビギナーからすると当たり前の質問のように思うかもしれないが、指導する側からすると「それ、毎日の治療アシストで何回も見ているだろう」とツッコミを入れたくなる部類の質問だ。そしてこう思うのである。「何ぼーっとアシストしてるんだよ」と。

「愚者は経験に学び、賢者は歴史に学ぶ」というが、これは歯科でも共通である。どんなにスマートに見える先輩歯科医師であっても、これまでの臨床を通して、いろいろな失敗を経験してきているはずだ。その時の反省は実は治療中の随所に隠れており、アシストはそれを学ぶ場でもある。ただし、そういったものはただ削っている歯をぼーっと見ているだけでは見えてこない。ちょっとした仕草や動きを見逃さないことが大切だ。ベテランのふりをしているビギナーほど、大事なことを見落としている傾向がある。

“アシストの見どころはココだ！”

スポーツ観戦は、その競技の経験者と行くと見どころを教えてもらえるため、おもしろさがグッと増す。同じ試合を観ていても、経験者の視点は違うものだ。歯科治療のアシストでも「経験者同伴」が叶うなら理

処置する面が異なれば、持ちかた・圧排が変わる

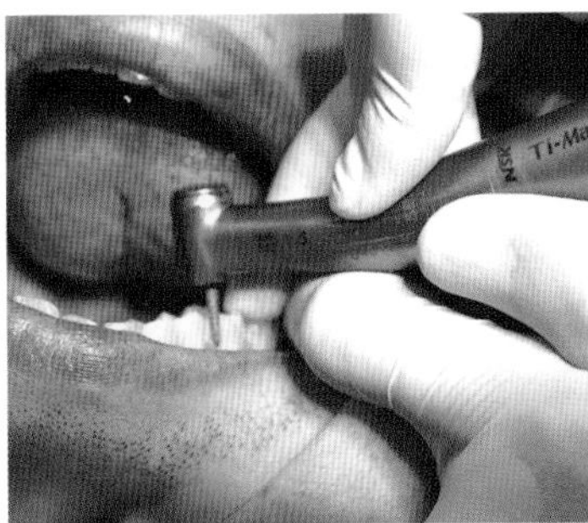

●上顎右側臼歯部の支台歯形成の例。頬側形成時は、大きく開口しすぎると筋突起が迫ってきてスペースがなくなる。しっかり頬粘膜を圧排することを忘れずに。

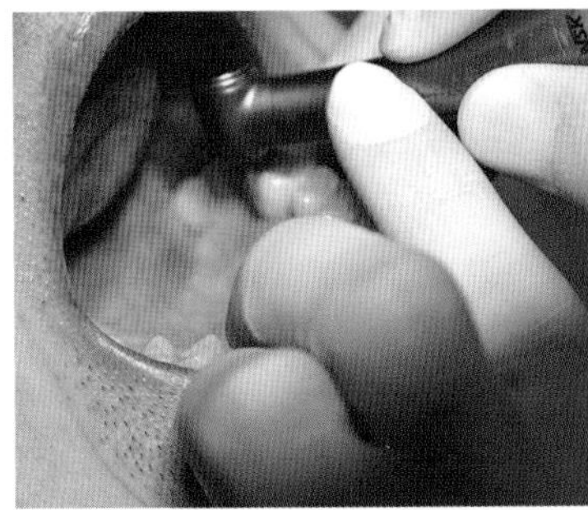

●口蓋側形成時は、大きく開口してもらう必要がある。左手の指もレストに参加しているところを見て欲しい。

想的だろうが、現実的には不可能である。以下はそんなビギナーのために伝授する、アシスト時の見どころだ。

- 切削時、何本の指でコントラを握っているか？
- 残りの指は何をしているか？　頬粘膜を引っ張っている？　それとも近くの歯にレストを置いている？
- タービンを持っていない手はどうしているか？
- 肩や肘、膝の角度は？
- ユニットの高さは？

「これって先輩のすべてを見るってこと？」と思うかもしれない。YES。そのとおり。スマートに見える先輩の診療姿勢のすべてがお手本になっていることに、早く気づくべきだ。それが上達の秘訣である。

MISSION 08

評価されることで人は成長する

“君はゴールをイメージできるか”

臨床を始めると、「国家試験で勉強したから治療の手順や目的はわかるが、ゴールがわからない」ということがよくある。つまり、「ここまで到達すれば終了」というのが判断できない。たとえば支台歯形成では、形成が終了し印象採得できるのはいつなのか？　根管治療では、根管形成が終わり根管充填に移行できるのはいつなのか？　こういったことがわからない。これらがわからないまま診療に挑むと、ゴールに到達しないまま終了してしまうか、あるいは偶然ゴールに到達したとしてもチェアタイムが無駄に長くなってしまう。これはどちらも患者にとって不利益以外の何物でもない。治療に取り掛かるならば、まずその処置のゴールを知ることから始めなければならないのだ。

そこでワタナベ歯科では、ビギナーが

- 正しい根管拡大、根管充填とはどういうものか
- きれいな支台歯形成とはどういうものか
- 美しい TeC とはどういうものか

という各処置のゴールを明確にイメージできるようになるまで、抜去歯や基準模型を使い徹底して反復練習させるようにしている。

“答え合わせをしないトレーニングは無意味”

誰もが学生時代に問題集を解いた経験があるだろう。問題集を解き終わったら、すぐ答え合わせをする人と、解くことだけに満足して答え合わせをしない人がいる。では両者の成績の伸びかたに違いはあるだろう

か？　言うまでもなく前者のほうが伸びるはずだ。答え合わせをすることで、正しい答えというものがどういうものなのかがわかる。答え合わせをしなければ、たとえ正解していたとしても正解であったかどうかすらわからない。

我々の業界でも答え合わせは必要である。行った処置を後々評価することなくやりっぱなしにする歯科医師は、なにも成長しない。

ビギナーならば、教科書で今回の処置の復習をすることも重要だが、それ以上に他者に答え合わせをしてもらうほうがいい。つまり、経験のある先輩に自分の処置の評価をしてもらうのだ。そうすることで、今回の処置についてもっとどうすべきだったかがわかる。

これは日々のトレーニングにおいても同様だ。ただ闇雲に練習するだけでは、いつまでたってもゴールが見えてこない（**30ページ参照**）。先輩に評価してもらい、ダメ出しをされて、もう一度やり直す。これを何度も繰り返していくうちに、やがて先輩の思い描いているラインと君の描くラインがほぼ一致する時が来るだろう。それがその処置のあるべき姿、つまりゴールだ。君の眼にも、きっとそれは際立って見えるはずだ。

処置のゴールが見えてくると、患者の口腔内でも形成された窩洞や支台歯の形が見えてくるようになる。その瞬間を「治療の神が降りてくる」と表現する者もいる。それほどゴールのイメージは大事なものなのだ。

ワタナベ歯科では、ビギナーに出した課題に対し、必ず複数の歯科医師が評価してフィードバックするようにしている（**右写真および31ページ参照**）。評価なくして、人は成長しないからだ。

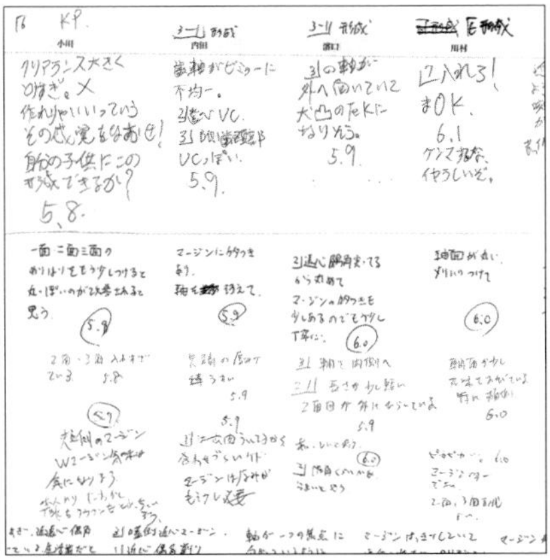

「先輩の言っていることはこれだったんだ」と思う時がくるまで、君たちも何度も答え合わせをしよう。

先輩の評価なくして、処置のゴールは見えない

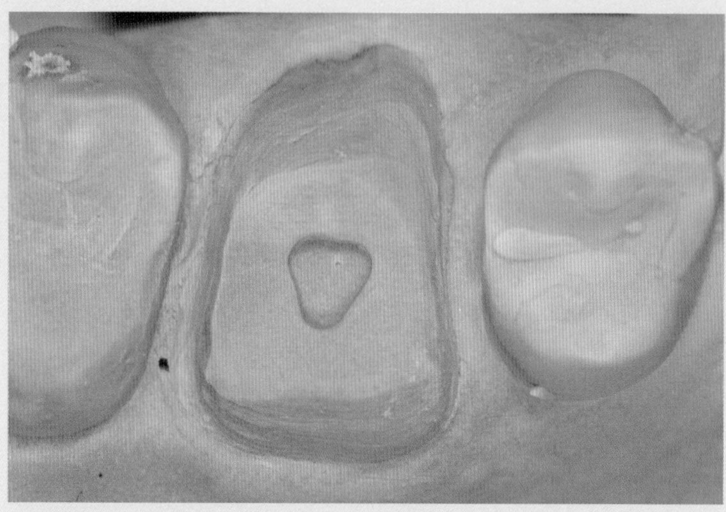

●頬側の軸面を口蓋側に倒しすぎている。面が揃っていなくて汚い。隅角部が滑らかでなく、角が残っている。

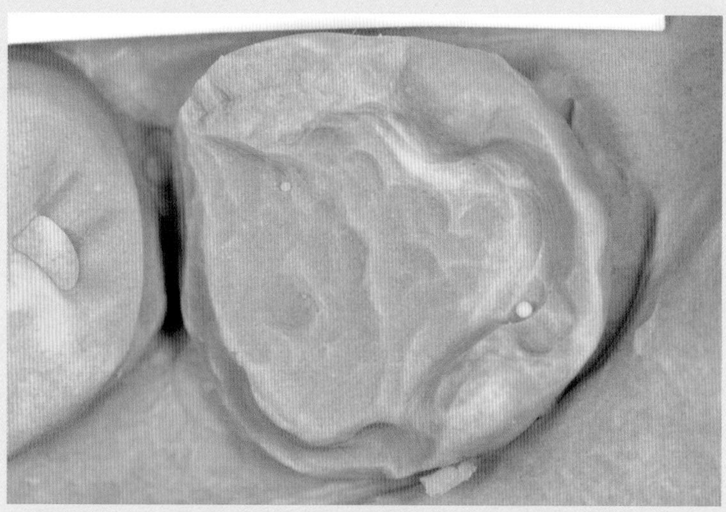

●窩底が凸凹している。グルーブなど維持形態の形成ができていない。形成量が均一でない。

ビギナー歯科医師に対する先輩からのフィードバック

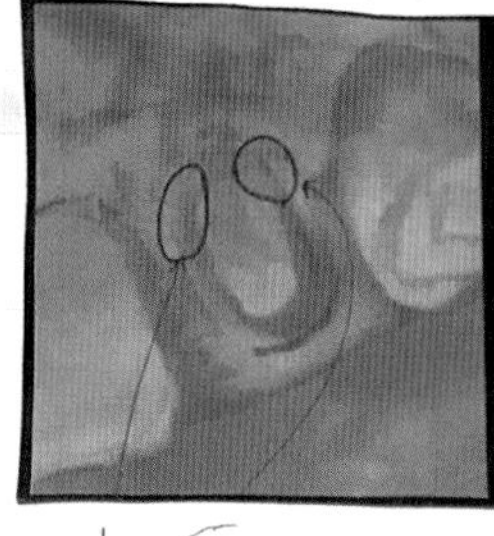

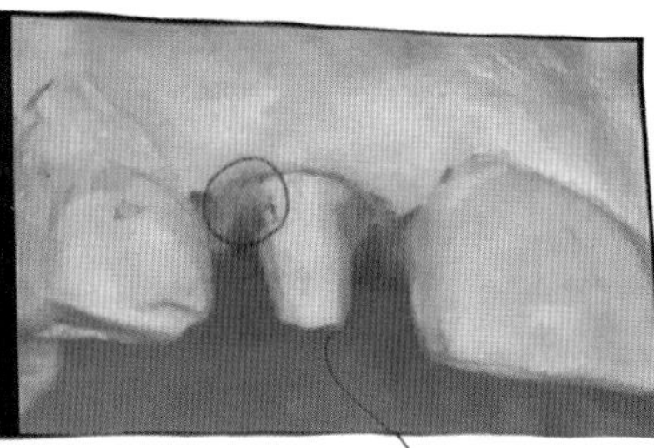

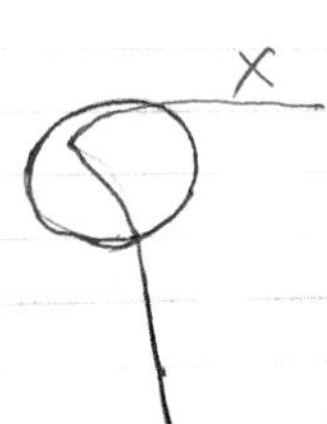

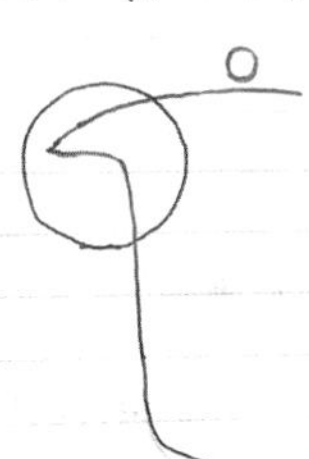

●あるビギナー歯科医師の形成に対する先輩歯科医師からの評価例。自分では完璧と思った形成でも、経験豊富な先輩からするとアドバイスポイントは多々あるものである。指導やアドバイスを素直に受け止めることが大事である。なお、ワタナベ歯科では上記のように写真をプリントしてノートに添付し、先輩（指導医）に提出して評価を仰ぐようにしている。これは、単に自分の成長過程を記録するだけでなく、いずれ歯科医師としての財産になるので有益である。

MISSION 09

歯科治療には一段飛びは存在しない

“バッティングの基本は素振り”

何事にも学ぶ時には順序というものがあり、まずは基本中の基本から身につけることが重要である。応用的な内容には必ず基本的な内容が含まれているからだ。野球を例にすると、バッティングを行うには単純にバットを振る、すなわち素振りという動作をしなくてはならない。素振りのフォームが悪いのにボールの飛距離は伸びるだろうか？　そもそもボールに当たることさえないかもしれない。したがって最初からバッティングの練習を行うのではなく、素振りの練習から行うほうが結果に結びつきやすいのだ。

同様に歯科治療も段階を追って訓練していくべきである。配当された患者の主訴に応じて練習を行っていくと、次第に「自分が何ができていて、何ができていないのか」わからなくなる。そのまま放置し何年か経つと悪い癖としてそれが身についてしまい、軌道修正することが困難になる。だから、卒後数年のあいだに体系的に基本を身につけてしまおう。

悪い姿勢では美しい形成はできない。歯の解剖も知らずに根管治療はできない。歯の形態もわかっていないのに TeC は作れないのだ。

“基本あっての我流がある”

右の表は、各治療項目における基本、つまり絶対に外してはいけない最低限の知識・技術である。１つでも不安な点があれば、基本を洗い直したほうがよい。基本的なことが当たり前のようにできるようになってはじめて、「この処置は別の方法で行った方がやりやすい」とか、「自分

どんな治療にも「絶対に外せない処置」がある

う蝕治療
□ エックス線写真でう蝕を見つけることができる
□ う蝕を完全に取りきることができる
□ 適切な窩洞形態のデザインが理解できている
□ デザインどおりの窩洞形成ができる

歯周治療
□ 規格性のある口腔内写真を撮影できる
□ 歯周基本検査ができる
□ 適切なキュレット操作ができる
□ 患者に生活習慣などから改善するよう働きかけることができる

根管治療
□ 歯髄の位置を正しく描ける
□ 天蓋除去できる
□ 根管孔を明示できる
□ 作業長の設定ができる
□ フレアに拡大できる

補綴治療
□ 補綴物の種類と特徴を理解できている
□ 補綴物の維持に必要な条件が理解できている
□ 理想的な支台歯形成のイメージができている
□ イメージどおりの形成が口腔内でできる

外科治療
□ 用途に応じた適切な器具操作ができる
□ 術前に十分な資料を採り、術式がイメージできている
□ 切開線のデザインができる
□ 切開・剥離ができる
□ 目的に応じた縫合を選択し、実施できる

●各治療項目における基本＝外してはいけない処置チェックリスト。各治療ともにこの他にも外してはいけないことがあるが、ここでは最低限のものをピックアップしている。

はこの分野に特化する」などといったことが言えるようになる。歯科治療には一段飛びは存在しないのだ。

MISSION 10

捨てるなその歯、使えるぞ！

“抜去歯はおいしい”

ある日、残念ながら重度の歯周病で患者の歯が抜歯になったとする。「先生、その歯もういらないから処分しちゃってよ」――患者からこう言われたら、しめたものだ。言われるままに、ホイホイ処分してはいけない。

抜去歯は、どんなモノよりたくさんのことを教えてくれる教科書だ。スケッチしてもよし、形成してもよし、う蝕除去してもよし、根管形成から充填までなんでも練習できる。1本で何度もおいしいのだ。

味わうならば、最初はスケッチから入るといい。学生の頃は授業でやらされていたことかもしれない。しかしスケッチは、患者の口の中を見た瞬間に、歯髄や上顎洞がCTで見たかのように立体画像で想像できるようになるために重要なステップなのだ。

スケッチをするといろいろなことに気づくだろう。それは即臨床に直結する。「上顎第一大臼歯の近心頬側根は意外と頬舌的に太いから1根管であることは少ないのかも」「下顎前歯は近遠心的に圧平されていて、凹んだところに歯石がつきやすそう」などである。

経験を積んでできるようになってきていても、CTや模型を見てスケッチし、今から挑む治療の設計図を引く者は、やはり治療もうまいし、これからさらに伸びると私は思う。

“抜去歯の味わいかた”

抜去歯を手の中でこねくり回した後は、バーで削ってみるといい。君

抜去歯はこんなトレーニングに使える！

●ビギナーにとって、抜去歯はトレーニングのためにあるといえる。貪欲に、徹底的に使い切ろう。

- スケッチ
- う蝕除去
- 形成
- 根管形成拡大
- 根管充填
- スケーリング・ルートプレーニング
- コンポジットレジン修復
- 逆根管充填

は健全なエナメル質を削った時の感触を具体的に想像できるだろうか？ 象牙質の感触は？ 口腔内では、すべてを完全に直視しながら行うことは難しい。口腔外で抜去歯をあちこちいろいろな角度から眺め、CT で確認し、マイクロスコープでそれがどのように見えるのかを確認しておけば、いざという時に役立つはずだ。

回転数をメモしておくのもいい。「これ位の手の強さで、これ位の回転数で削って行ったらパーフォレーションした！」という経験をするのもいいだろう。抜去歯でなら、いくら失敗してもいい。いや、むしろわざと失敗するのも理想的な練習方法だ。その昔、高校球児のピッチャーは、郷土の期待を一身に背負っているというプレッシャーから解放されるために、一投目をわざと暴投していたという話があった。歯科医師もそれと同じで、臨床で自分の力を 100 パーセント最初から出せる人間などいない。70 パーセントぐらいの力でも合格点を出せるようにするためには、失敗した経験を持っておくことが必要だ。失敗を想定した上で治療に臨まなければ、いざというとき頭が真っ白になり動けなくなってしまう。抜去歯で失敗を経験し、その回避のためにはどんな方法があるのか、何を想定して臨まなければいけないのかを考える練習が必要だ。

抜去歯で得た感触は、必ず臨床に生きてくる。

MISSION 11 レストを極めよ

“支点・力点・作用点”

字を書く時に、ペン先の他に小指側の『手のふち』が紙についていることに気づいているだろうか？　簡単に言えば、これが「レスト」である。この『手のふち』を紙につけずに字を書いてみてほしい。たちまち、いつもの字は書けなくなるはずだ。

なぜ書けなくなってしまうのだろうか？　それは支点・力点・作用点の距離が関係している。紙にレストを置いていれば、支点が手のふち、力点はペンを握っている指、そして作用点がペン先だ。支点と作用点との距離はせいぜい10cm程度であろう。ではレストを置かなければどうだろう。支点は肘もしくは肩になる。ペン先との距離は40～50cmというところか。ともなれば、必然的に作用点であるペン先にかける力のコントロールは難しくなる。

“歯科治療におけるレスト”

これと同じことが歯科治療でも見られる。支台歯形成をする時、スケーリングをする時、根管治療をする時など、ほぼすべての治療でレストは必須となっている。

では、口腔内ではどこにレストを置けばいいのだろうか？　紙に字を書く時は皆、無意識のうちに小指側の手のふちをレストとして使っているわけだが、口腔内に手のふちを置くところはない。

そもそも使えるレストの箇所には法則がある。それは『硬いところ』だ。それも、作用点であるバーやスケーラーチップに近いところでなけ

レストはテコの原理で考える

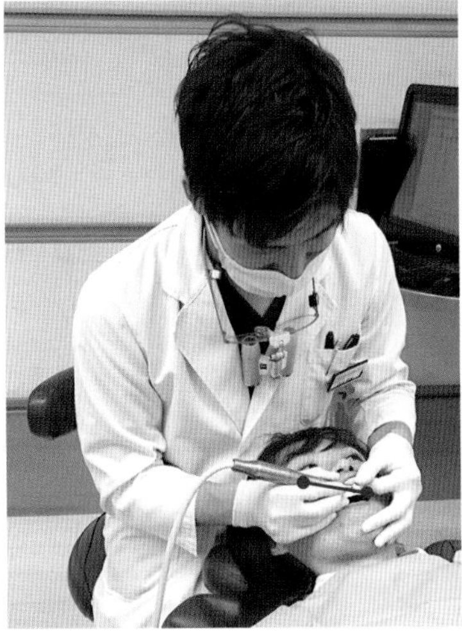

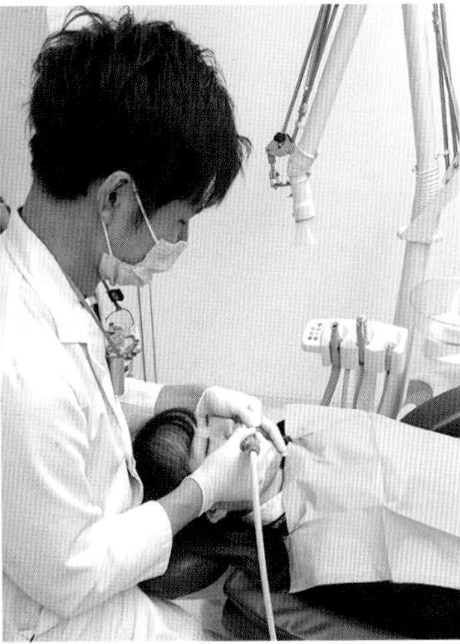

●脇をしめ、前腕、手のひら、バーを持つ指以外の指で口腔内外にレストを置くことで、バーの先がブレることなく細かい動きができるようになる。

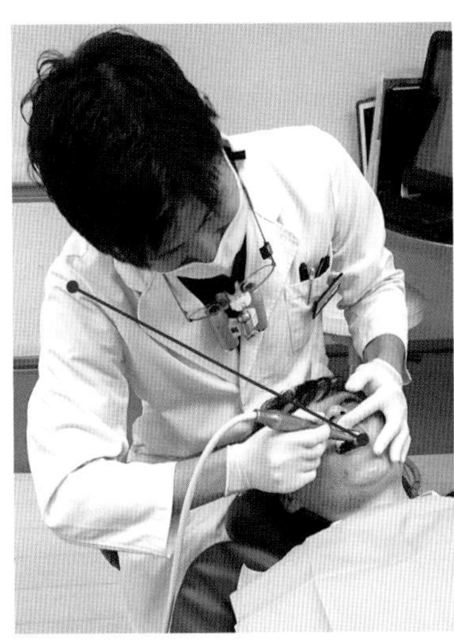

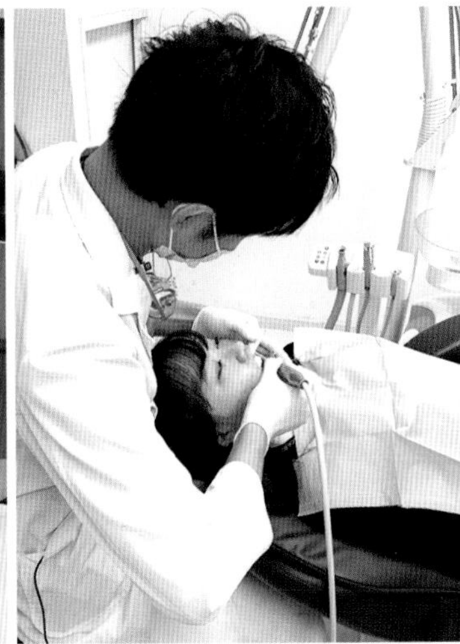

●支点がレストではなく肩や肘になると、支点と作用点が離れて不安定になり、手元がぶれてしまう。

ればならない。もうおわかりだろうが、いちばん最適なのは歯だ。ハンドピースなら親指、人差し指、中指で把持し、薬指と小指は周囲の歯にレストを置く。レストは近ければ近いほどいいので、削っている歯の隣の歯、それが無理ならその隣の歯だ。

ただし、臨床ではいろいろな口腔内の患者がいる。頬粘膜が伸びない、開口量が小さい、レストにしたい歯が欠損している——。そんな時は歯槽骨でも、圧排している頬粘膜でも、口腔内が無理なら口腔外、頬骨や下顎角のあたりでもいい。口腔外ならば、それこそ手のふちや前腕を使うこともある。さらにはレストオンレストも場合によっては有効だ。

“レストはリスクマネジメントでもある”

歯科治療ではレストの果たす役割は大きい。たとえば、シャープペンシルの芯の太さは一般的なもので 0.5mm。一方、支台歯形成に必要な厚みは、一般的に軸面で 0.8 ～ 1.2mm、切縁や咬合面で 1.5 ～ 2.0mm だ。つまり、芯 1 本分を削り損ねると理想的な形成からは大きく逸脱してしまう。字を書く時に、芯 1 本分のズレがそこまで大きく影響するだろうか？　歯科治療とは、それだけ緻密で繊細な状況なのである。

また、危険防止にも一役かっている。タービンや 5 倍速コントラなどは毎分 20 万回転もする切削器具であり、我々はそんな危険な道具を毎日口腔内で使っていることを認識しなければならない。

もし、患者が咳き込んで急に動いたらどうだろうか。スタッフが誤ってぶつかってきたら？　歯科治療の現場はそういった危険が常につきまとっており、ふいにという時に手元がブレてしまってはいけないのだ。

治療が上手な、いわゆる手先が器用だと言われる歯科医師は、皆レストを置いて、バーの先端コンマ数 mm の世界で日々戦っている。そもそもレストなしの治療こそ、逆に難しくてできないものである。

印象採得時の口腔外レスト

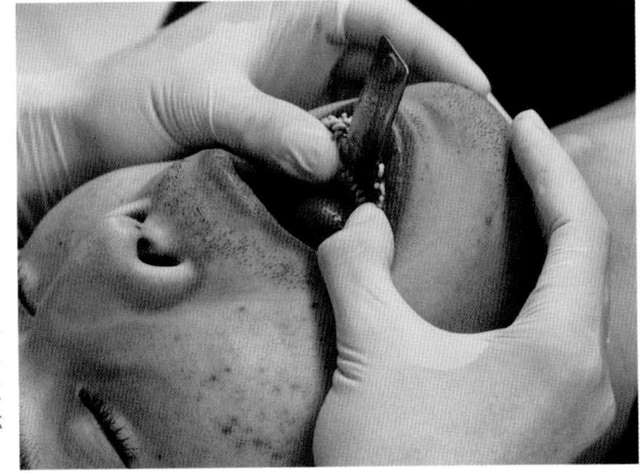

●一定の力でバランスよくトレーを把持するには、下顎角や頬骨に置く口腔外レストがキーとなる。

歯肉や舌を守るリスクマネジメントも大切

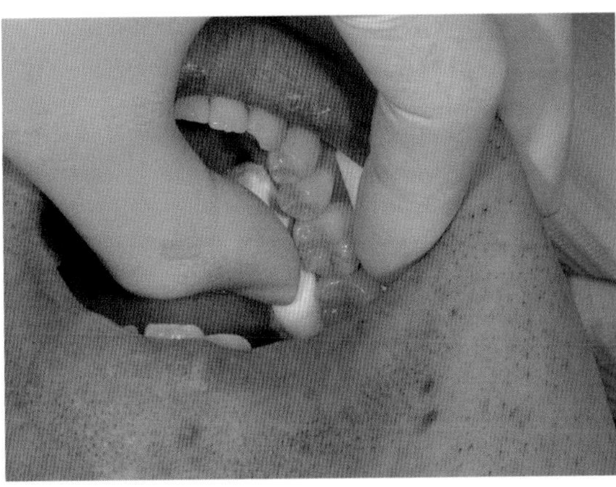

●確実なレストを確保することでタービンのブレを最小にすることが可能だが、それでも切削器具を扱う以上、口腔内を傷つける可能性は否定できない。写真のように頬粘膜や舌にロールワッテを置き、それを押さえながら治療する配慮も大事である。

MISSION 12

歯科治療はイメージングが大事

「記憶の名人は、すべてのことを自分の家の庭にあるものに例えて覚えている」と、どこかで読んだ記憶がある。「記憶」ではないが、私もこれまで生活してきた何かしらの経験に重ね合わせて、すべての治療テクニックを会得してきた。以下はあくまでも私の場合だが、歯周外科処置での例をいくつか紹介しよう。

“切開は「回転寿司の職人」に学べ”

回転寿司の職人が刺し身を切っている姿は、歯科治療における切開に通じるところがある。回転寿司の職人は、柳刃包丁の刃部すべてを使って、長いストロークで刺し身を切っているはずだ。それに対して銀座の寿司職人は、刺し身をサクサクと切っている。この違いは包丁の切れ味（つまり質）による。銀座の職人が用いる高価な柳刃包丁ならばサクサク切っても切れ味鋭く刺し身の細胞を壊すことはないが、切れ味の悪い回転寿司の柳刃包丁では刺し身自体を挫滅させてしまうのだ。

歯科で用いる使い捨てのメス刃を拡大して見てみると、思いのほかギザギザであり、切れ味が悪いことを想像できる。つまり、回転寿司の職人のように長いストロークで切開しないと侵襲が大きくなるのだ。

“剥離の技術は「星一徹」に学べ”

次は剥離。剥離は剥離子を骨面にしっかり当てて払うことが大事だが、私にとってこのイメージは星一徹（巨人の星）の「ぶぁかもぉ〜んっ！」と言ってちゃぶ台の上の食器を右手でさらうアレに重ねている。

実際やってみたことはないが、ちゃぶ台から5〜10cmのところで醤油差しや箸立てを払ってみても、きれいにさらえるものではない。醤油差しが倒れるのが関の山だ。あれはちゃぶ台に右手の尺側（外側）の腹を触れさせて、一気に払わなければできないのだ。まさに剥離とまったく同じである。

“減張切開は「子犬に毛布」だ”

ビギナーのうちは、減張切開をしてグラフト材を填入し、テンションフリーで縫合することはないだろう。しかし、将来に備えて次のイメージは覚えておいても損はない。「グラフト材は、寝ている子犬のようなものだ」。ぐっすりとよく寝ている子犬に、そっと毛布をかけてあげる——テンションフリーでフラップを戻す際は、こういうイメージで行うとうまくいくことが多い。

＊　＊　＊

こういった例はいくらでも挙げることができるが、君たちも周囲に目を向け、これぞというものを見つけて欲しい。きっと成長の糧になるはずだ。

MISSION 13

TeC の恩恵

“TeC を甘く見るなかれ”

TeC（temporary crown）とは暫間的な歯冠修復物のことで、歯髄保護や機能的・審美的回復などを目的として用いられるものだ。ワタナベ歯科では、スケッチによるトレーニング（**MISSION14 参照**）の後、それらをTeCに置き換えていくことで、その歯の特徴をより明確に理解し、また隆線の役割、意味、咬合接触についても考える機会としている。暫間的な歯冠修復物とはいえ、そこから得る知識、考えが、その後のスキル向上にもつながっていくのである。

“TeC で生き抜け”

TeC は、今後の歯科業界を生き残るために必要な『すべ』ともなる。なぜなら、形態を知り形にすることで審美治療にも積極的にアプローチしていくための目が養われ、また全顎的治療に踏み込む上でも必ず必要なステップとなるからである。

歯科医師過剰といわれる今、主訴の 1 歯に対して行うだけの治療で生き残るのは難しい。そこで必要になるのが、全体を見渡せる視野と診断である。TeC で理想的な形態を具現化するスキルがあれば、審美的に問題のある部位や機能的に問題のありそうな部位にも視野が向き、そこから 1 歯だけでなく全体のバランスを考える治療を行っていける。仮歯だからといってバカにできないのだ。

TeC を作ることは、単に置き換えるだけのものとしてだけでなく、さまざまな診断や目を養う場ともなるのである。

どっちの TeC を自分の口腔内に入れたいか？

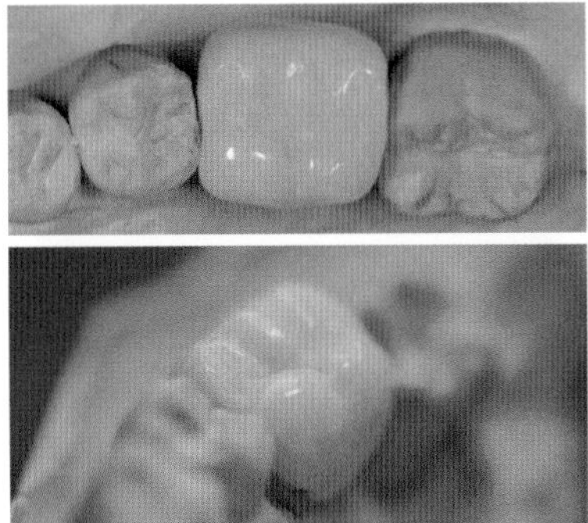

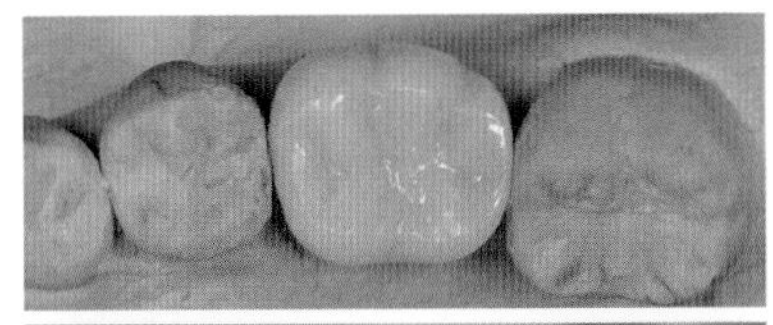

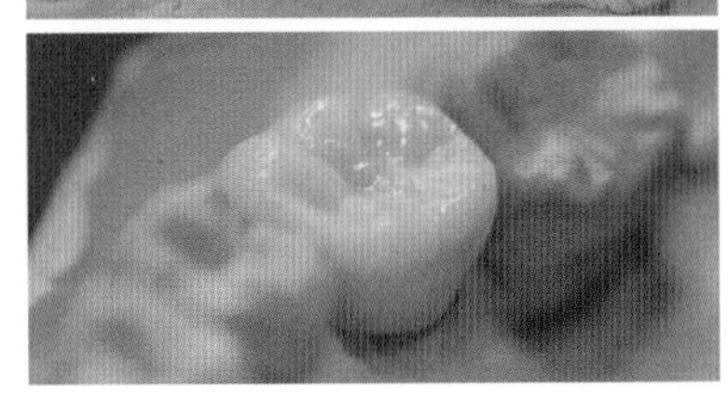

●左は研修医が製作した下顎右側第一大臼歯。右は臨床５年目の歯科医師（渡部真麻）が製作したもの。咬頭配分、歯列の流れ、コンタクトの作りかたのすべてが異なる。

“応酬の法則”

君は自分のために一生懸命になってくれる人を見て、どのようなイメージを受けるだろうか。嫌なイメージを抱く人はほとんどいないと思う。では、チェアサイドで自分のために頑張って TeC を作ってくれる歯科医師の姿は、患者にはどう映るだろうか？　一生懸命頑張る姿はとても気持ちのよいものであり、患者もそれに応えようとするのではないだろうか。

好意的なことをしてもらうと好意的に返そうとする、それが心理学でいう『応酬の法則』だ。これに加えて、見た目と精度が伴う満足のいく TeC が提供されれば、それは信頼関係を築くための大きな要因となる。スケッチをしたり TeC 製作の練習をしたりと、これまで準備したことを発揮する場がチェアサイドだ。患者自身のために仮歯を作る君の姿は、患者にとって頼もしく映ることだろう。

自分の手を動かし、患者に満足いくものを提供する。これこそがこれからの歯科業界を生き残るために必要不可欠なものである。

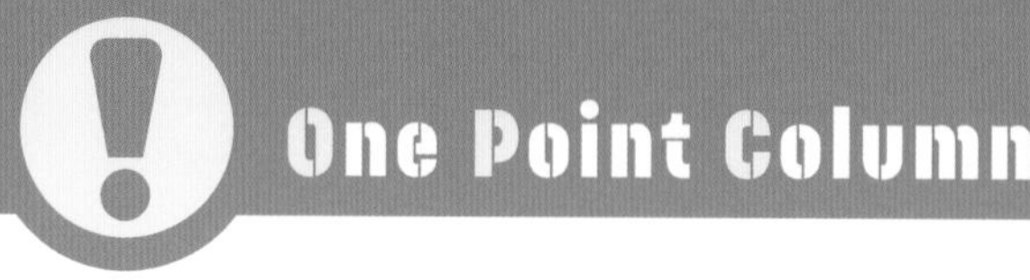

アシストの極意

私が口腔外科の門を叩いたのは30代半ば。最初は3年間（週1ペースだったが）、指導してくれる先生のアシストをした。

「そろそろ先生もやってみて」と言われ、指導医にアシストについてもらいながら、はじめて埋伏抜歯をした時のことを今でも覚えている（**MISSION 49 参照**）。

これまで指導医のアシストをしながら、「次はここを切開、ここを骨削除だな」と頭の中でイメージしていたはずだったのだが、いざ自分がやるとなると、指導医に「これでいいですか？」とアイコンタクトで頼っている自分がいた。

こんなことではいつまでたっても指導医を越えられないと思った私は、次からはアシストにつく時にもっと徹底的に手術をシミュレーションすることにした。常に一手、二手先を読むように心がけ、アシストに全身全霊を注ぎ込んだのだ。

そうしていくうちに、気づいたら、指導医がメスをいれた瞬間に縫合糸が何本必要かがわかるようになっていた。

君たちも最初はアシストから入ると思うが、その時期はいつまでも続くわけではない。その短い時期にどれだけ指導医の技術を吸収できるか、それが大切だ。見学やアシストは独り立ちするまでの重要なシミュレーション、先読みのための時間なのだから。

CHAPTER ◉ 3

基本手技をトレーニング中の君たちへ

MISSION 14 歯の形も知らないで歯科医師といえるか？

“スケッチからわかる歯の形態”

君は歯牙模型、実際の歯、または鏡で自分の歯をどれだけ真剣に見たことがあるだろうか？　実際に自分の思いつく歯を紙に描いてみて欲しい。そこに書いた歯の形は、本当に正しいだろうか？

天然の歯の形態はどうなっているのか、なぜそのような形になっているのか――その形態のルールを正しく知り、そのような形態になっている理由を考えることが、歯科医としての第一歩である。

では、なぜ歯の形を正しく知る必要があるのだろうか？　歯の形を正しく知らなければ、修復、形成、補綴物の評価、補綴物の装着など、歯科治療そのものを行うことができないからである。仮に治療を行ったとしても、そこに患者が満足するようなクオリティーは生まれてこない。だからワタナベ歯科では、１年目の歯科医師はスケッチが朝練プログラムの筆頭に組み込まれている。

“百聞は一見に如かず”

歯のスケッチトレーニングには、もう１つ大きなメリットがある。それは患者に対し、状態や治療内容をわかりやすく伝える第一歩になるということだ。

人は何か情報を得た時、聞いたものを想像する。しかし、その想像するものは話し手と聞き手でズレがあり、人によって連想するものが違ってくる。そのズレを正すのが絵や写真である。

チェアサイドでよくわからない話を長々する歯科医師と、パッときれ

真剣にトレーニングを続ければ、歯のスケッチはうまくなる

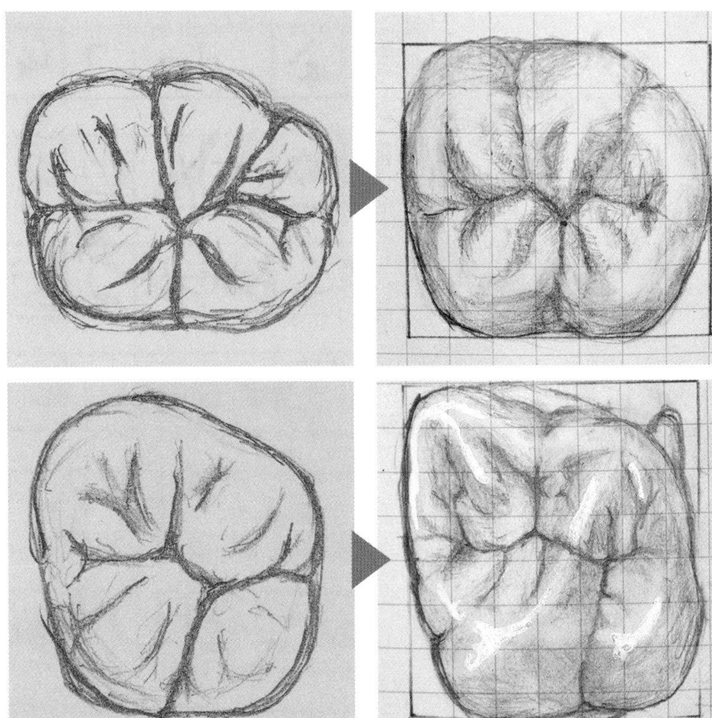

●ワタナベ歯科の研修医によるスケッチの例。左は研修前に描いたスケッチで右は朝練が始まり約１か月経過したもの。概形や隆線、裂溝といった歯の解剖学的な特徴が何度もスケッチを繰り返した結果、見事に描けるようになっている。ここまで描けるようになれば、形成や TeC、プロビジョナルレストレーション製作の上達も早い。

●歯のスケッチ力の向上を目指すなら、右の２点に注目しながらトレーニングすることをおすすめする。

多方向からの観察

⇩

- 概形の膨らみ
- 曲線

をイメージする

機能性への考察

⇩

- 隆線
- 裂溝

をイメージする

いでわかりやすい絵を描いて説明してくれる歯科医師――、君はどちらに診て欲しいだろうか？　私ならもちろん後者である。なぜなら、口の中で行われていることはまったく見えず、何がどうなっていて、そのために何をしていくのかわからずに治療が進んでいくのは怖いからだ。

患者にとって、ほんの少しの時間でも絵を描いたり写真などで説明してくれる歯科医師は「わかりやすく丁寧な説明をしてくれる歯科医師」というイメージになり、それはお互いの信頼関係の確立につながるきっかけとなる。歯科医師過剰といわれる現状では、この信頼関係が大事なのである。

“歯のスケッチは歯科医師人生をも変える”

実際に患者との信頼関係を確立したとしても、自費治療に移行するのは 10 人中 1 人かもしれない。しかし、その 1 人の自費治療が病院の経営を支え、またその 1 人を増やすために残り 9 人の保険治療にも真剣に臨み、丁寧な説明・治療することが、その後の支えになっていくことを忘れてはいけない。すなわち、形態を知ることは丁寧な説明の基盤を作り、かつ、治療の基盤をも作るのである。

長い歯科医師人生において、たかがスケッチ、たかが形態と思うかもしれない。しかし、ファーストステップとしてそれを身につけておくことで、歯の修復や補綴物の評価が行えるようになり、ものを見る目が養われていくのである。よいものを知らない者に、よいものは作れない。

早いうちにその目を養うことで、そこから先の歯科医師人生を自ら大きく変えていくことができる。よいものを探求し、患者にも自分にも満足感を与える仕事をしていくのか、それともなんとなく治療をし、気づいたら年だけとっているような歯科医師人生を送りたいのか、それをチョイスするのは君次第なのだ。

スケッチを用いた患者説明例

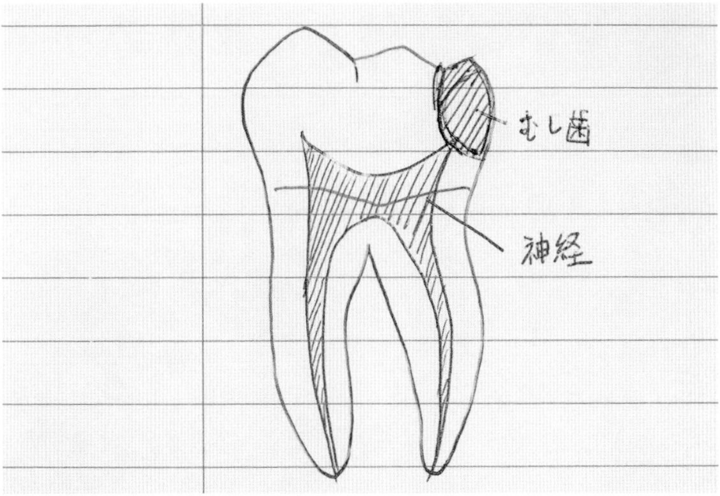

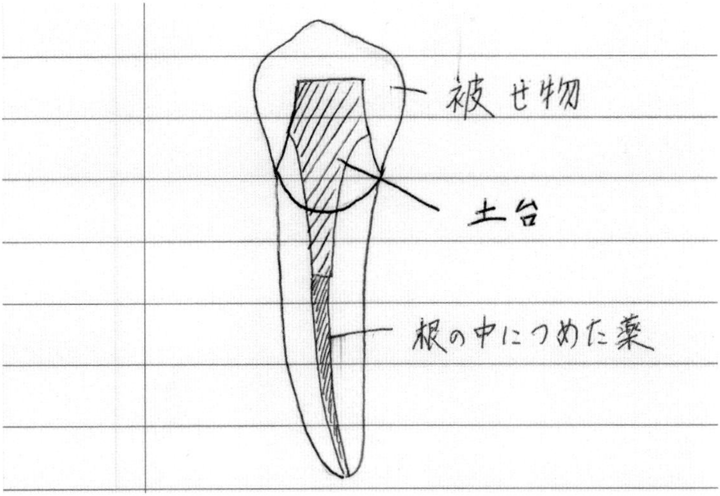

●チェアサイドで患者説明用に描いたイラストの例。スケッチトレーニングにて歯の形態を正確に描けるようになると、少ない時間でもきれいで正確なイラストで患者に状況を説明することができるようになる。患者に治療計画の検討材料として渡しても恥ずかしくない程度のイラストは描けるようになりたい。

MISSION 15

なぜあの先生の患者はいつも寝てしまうのか？

“「触覚」から生まれる安心感”

君は美容室で髪をカットしてもらっている時に寝てしまったことはあるだろうか？　彼女に耳かきしてもらっている時は？

自分の顔を、しかもハサミや耳かき棒など１つ間違えば凶器になるモノを持った手で触られているにもかかわらず眠くなるというのは、施術している相手に絶対的な信頼を置いているからにほかならない。もし、いかにも新人のような美容師が震えた手で君の髪を切ろうとしていたら、君は眠くなどならないはずだ。

両者の違い、つまりその安心感や信頼感はどこから生まれてくるのかを考えてみたことはあるだろうか。カットに入る前に、視覚や聴覚（見た目や話しかた）などからある程度それらを得ることは可能である。だが、そこから先は直接身体に触る「触覚」が大きな要素になってくる。髪の毛の触りかた、ハサミの動かしかたなど、１つ１つの動作に安心感や信頼感を与える何かがあるのだ。

“がさつな歯科医師と言われないために”

歯科治療の現場においても同様のことが言える。どんなに清潔感のあるイケメンの歯科医師でも、治療が始まった途端、「痛い」、「がさつ」ときては、たちまち患者は不安になり、治療の中身など頭から離れていくだろう。そして、「あの歯医者は下手！」というレッテルを貼られてしまう。そうなってしまっては、いくらうまい根管治療をしたところで患者は理解してくれない。

よくある患者が痛がるシチュエーションとその対処法

●コントラ、バキュームで口唇を巻き込まれて痛い！

- 口唇と器具のあいだにロールワッテを介在させる（①）。
- バキュームは口唇をせき止め、その場で固定する。

●印象時、上顎大臼歯頬側の骨隆起や下顎小臼歯舌側の骨隆起にトレーの縁が当たって痛い！

- 先に試適をして、骨隆起に当たらないか確認する（②）。
- トレーの縁をカスタム化する。
- 個人トレーを作る。

●印象のトレーを口腔内に入れる時、口角が伸びずに引っ張られて痛い！

- トレーを横向きに入れて、口腔内で回して印象採得する（③）。

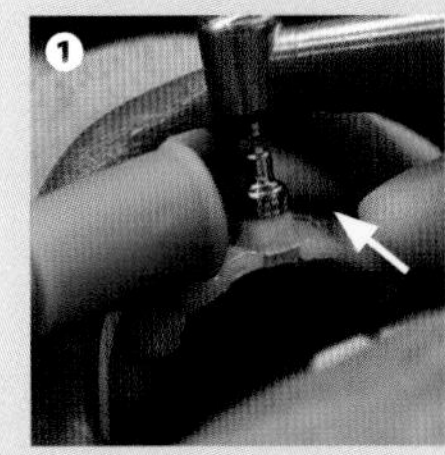

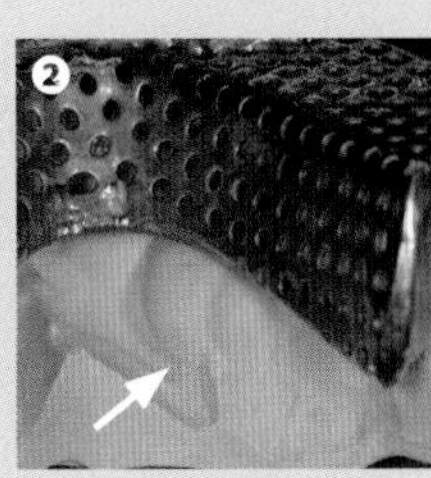

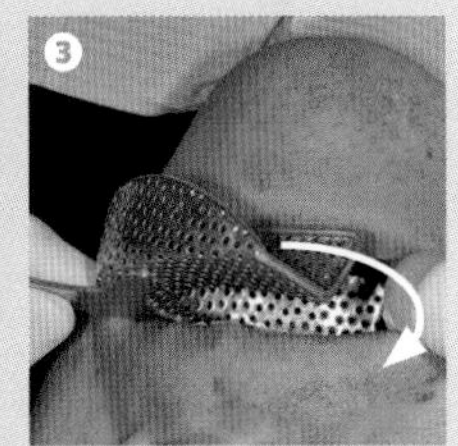

それでは、「触覚」においてアドバンテージを得るにはどうすればいいのだろうか。そのヒントは「レスト」にある。

隣在歯レスト、反対側レスト、口腔外レストなど、どれもレストは術者の手技のブレを防止する上で必要不可欠なものである。そして患者にとっては、器具が治療部位に当たる前にレストが触れることで、治療が開始される合図にもなる。治療中、患者は目をつぶっていたりタオルを掛けられていることが多いことを考えると、レストによる合図の有無は大きい。

柔らかく、かつしっかりと「レスト」を置いて治療している歯科医師の手や治療器具は、患者に安心感を与え、それはやがて眠気を誘うのかもしれない。

MISSION 16 歯医者を何年やりたいか？

“若い時のツケは、後々に響いてくる”

普段、君はどんな姿勢、どのポジションで治療しているだろうか？今もし思い出せないなら、「姿勢について考えていない」可能性がある。

歯科治療には、「下顎右側ならここ」、「上顎左側ならここ」というように、理想的なポジショニングがある。まだ君たちは治療に対する経験値が少ないため、「直視して治療を行うほうがやりやすい」と感じているかもしれない。若いうちは筋肉も体力もあり、夜にしっかり休めば次の日には疲れが残らないことから、診療姿勢の重要性をなかなか感じにくいのだろう。しかし、そもそもそれが間違いである。何も考えず、「見やすさ優先」で自分のやりやすい姿勢で治療を行っていると、首や肩、腰、その他さまざまな部位に影響が出てくるだろう。

30代前半までは若さで克服できたとしても、30代後半になると首や腰の痛みがつらくなり、診療に集中できる時間が極度に短くなってくる。若い時のツケが、後からまわってくるのだ。

“正しい姿勢が必要な理由”

一般的に、頭の重さは成人で体重の約10%といわれている。これはボーリングのボールをいつも載せているようなもので、常に君の身体にその分の負荷がかかっていることを示している。

たとえば上顎を治療する際、のぞき込むように頭を傾けて診療していると、首や肩の筋肉に大きな負荷をかけていることになる。当然、その状態が長く続くと頸椎などに持続的な負荷がかかり、頸椎症やヘルニア

脱・変なクセのついた診療姿勢

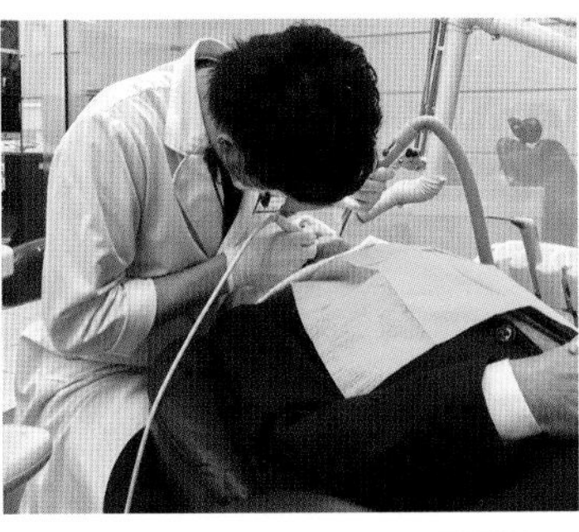

●施術部位をしっかり見たいという思いが強く、診療姿勢が乱れている例。このような姿勢で診療する変なクセがつくと、いずれ身体に不調が生じるだろう。早急に、下図のような正しい姿勢を心がけるべきである。

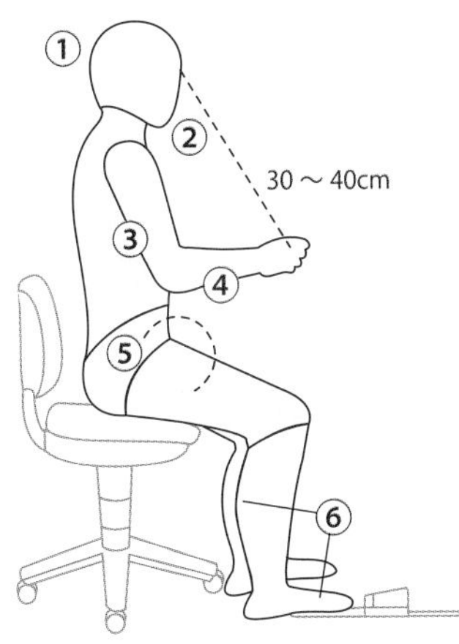

正しい姿勢のポイント

①頸椎に負担をかけないように、頭は軽くうつむいた状態。

②術者の目と術野との距離は 30 ～ 40cm。

③脇を締め、上腕を身体に密着させる。

④前腕は軽く上がっている。

⑤太腿と腰の角度は約 105 度

⑥足は開き、リラックスした姿勢でフットスイッチに自然に乗っている。

などを引き起こす可能性がある。

　頸椎症やヘルニアなどは、一度症状が出てしまうとなかなか治りにくいものだ。そうなってから自分の診療スタイルや姿勢を見直しても、身体に染みついた状態から大きく変えるには相当の努力が必要となる。自分のやりやすい形、つまり「変なクセ」がつく前の若いうちから正しい姿勢、ポジショニング、ミラーテクニックを理解し実践することが必要な理由はこれである。

自身の身体を守るためにも維持したいポジショニングエリア

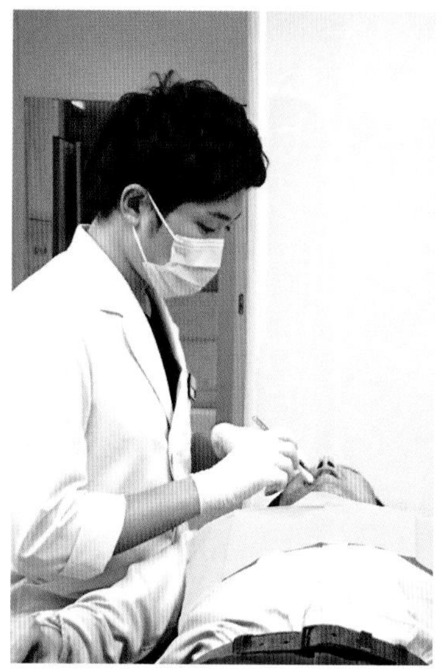

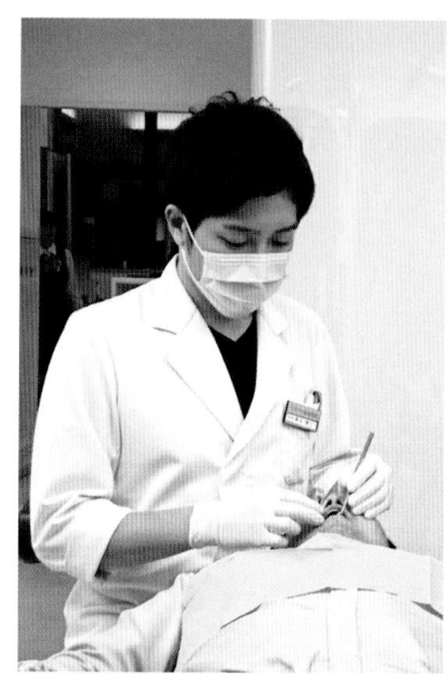

● 9時～11時のポジション（側方位）。右側臼歯部の診療時に使用する。

“長い歯科医師人生を送りたいなら「今から」が大事”

歯科業界は、将来の人口減によりワンオペ業界になる可能性がある。歯科医師1人でより多くのことを行う必要が出てくるかもしれない。となると、「いかに楽な姿勢で、少ない疲れで多くの患者を診られるか」が歯科医師人生の差を生む可能性がある。

長い歯科医師人生を送りたいのであれば、いかに自分の姿勢を崩さず、患者を自分の土俵に持ってくるかがキモとなる。君の将来は、毎日の積み重ねの結果であることを忘れてはならない。

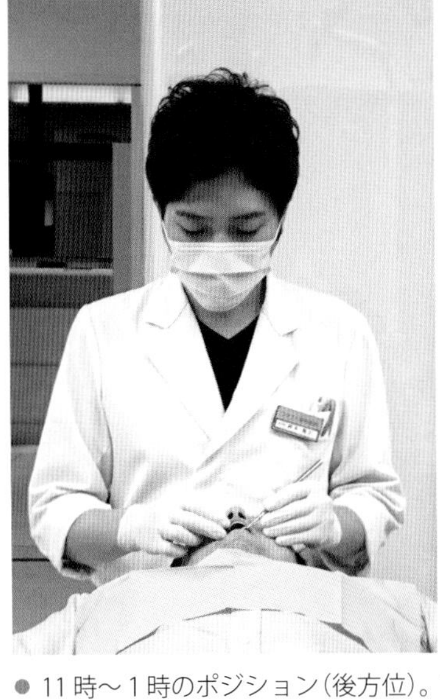

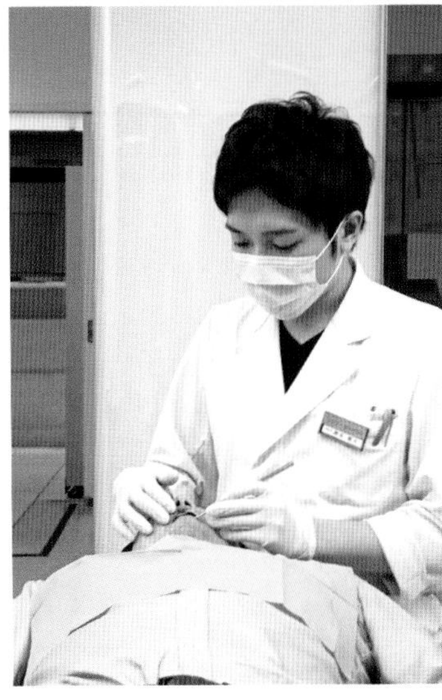

● 11時～1時のポジション（後方位）。前歯部、左側臼歯部の診療時に使用する。

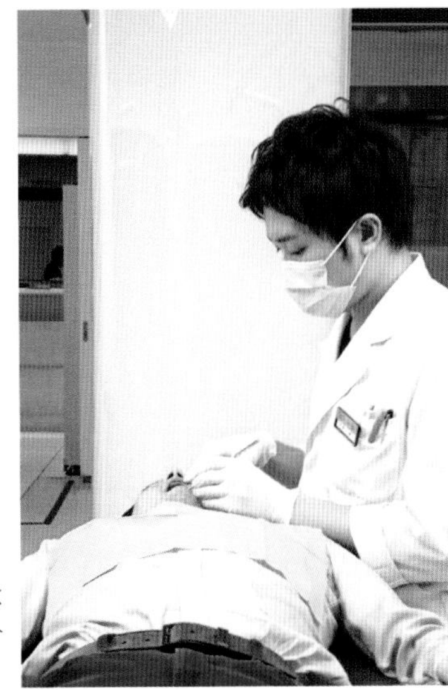

● 1時すぎのポジションの使用頻度は少ない（左側臼歯部を直視したい場合に用いる）。

MISSION 17 拡大診療は、ベテランとの距離を縮める

“歯科治療のサイズ感”

0.05mm（50μm）以下――これは補綴物のマージンに必要な精度である。この精度は、セメントの漏洩や補綴物の永続性などに関わるとても重要な部分だ。

そもそも人間の目の分解能（2点を2点として識別できる最小の距離）は0.1mm（100μm）といわれている。ちなみに、紙幣には「二」「ホ」「ン」という隠し文字があることを知っているだろうか？　試しにちょっと探してみよう。それぞれの紙幣の表、裏に隠れているこの文字の大きさは0.5mmだそうだ。見つけるのはかなり大変だと思う。この大きさで0.5mm。マージンに必要な精度は0.05mm、つまり1/10の大きさである。それが歯科治療のサイズ感だ。先輩たちは、その世界で戦っている。

“拡大は経験を補う”

本当のことを言うと、先輩も裸眼では補綴物のマージンがあってるかどうか見えていないと思う。先輩は、短針で触ったり、感覚や経験、知識を駆使して見えない部分を補うことで「見えている」のだ。しかし、ビギナー歯科医師にはそんなものはない。見えているものそのままを受け入れるしかない。

「それじゃあ、いっぱい経験を積んでいろんな勉強するまでは、いい補綴物は作れないじゃないか」そう思って当然だろう。残念ながら経験を積むまで、補綴物に限らず形成、根管治療、歯周治療、外科処置など

マイクロスコープを使うとここまで見える

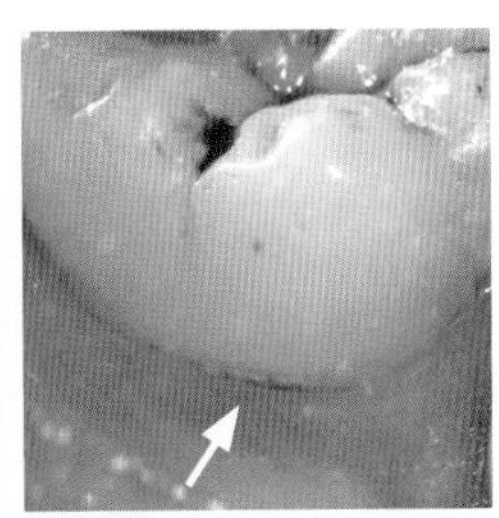

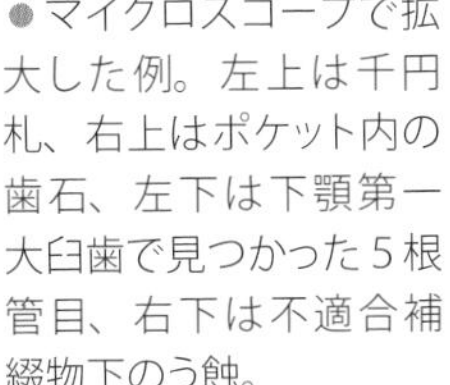

●マイクロスコープで拡大した例。左上は千円札、右上はポケット内の歯石、左下は下顎第一大臼歯で見つかった5根管目、右下は不適合補綴物下のう蝕。

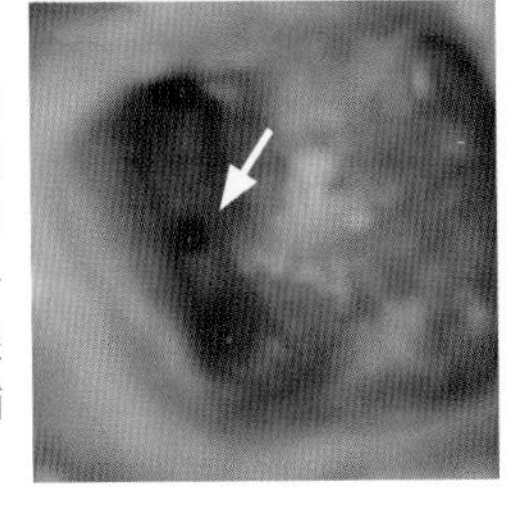

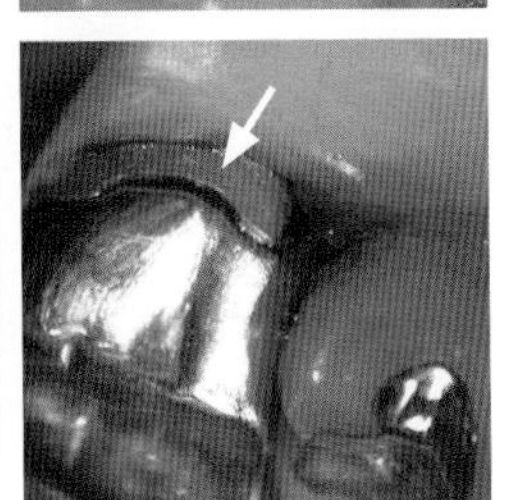

さまざまな分野で精度の高い治療は不可能である。しかし安心してほしい。この経験や感覚といった不確実のものの代わりとなり、「見える力」を得ることができる方法がある。「拡大」だ。

拡大するツールにはルーペとマイクロスコープがある。まずは覗いてみることからでいいだろう。自分や先輩の治療がどんなものか拡大して見てみるだけでも、格段に成長するきっかけになるはずだ。

私もマイクロスコープを導入したての頃、裸眼で再根管治療を行い、根管充填できる状態まで進んだところでマイクロスコープで確認したことがある。「きれいになった」と思った根管内には感染歯質や残存したガッタパーチャポイントが見え、「それまでの数回の治療はなんだったのか」とショックを受けた。「見える」ことがどれだけ正確で無駄のない治療を生みだすことができるのかを知った瞬間だった。以来、必ず根管治療ではマイクロスコープで確認するようにしている。

ルーペを着用した診療イメージ

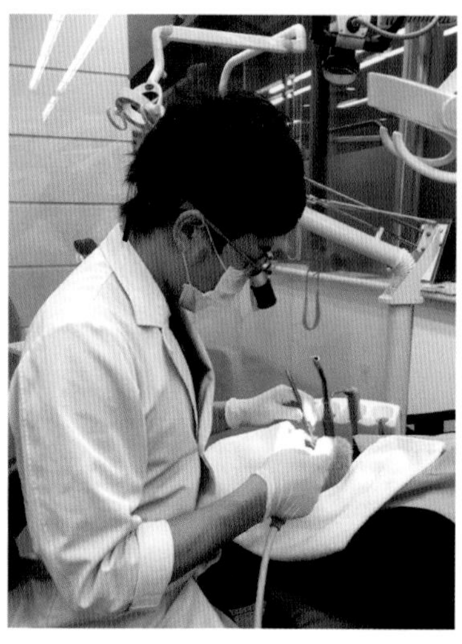

● 3.5倍、焦点距離40cmのルーペ使用時の診療姿勢。診療部位によっては少し覗き込む姿勢になるが、未使用時に比べれば身体への負担は少ない。

“拡大診療導入のメリット”

想像して欲しい。手指感覚や経験値でカバーしている「はっきりと見えていない部位の治療」が、実際に視認しながらできるとしたら、だいぶ楽になるのではないだろうか。

たとえば、点状にポツンと歯石が残っていると、その「点」を中心にプラークが拡大し歯石が拡大していく。治療行為、すなわち患者に外科的侵襲を与えるからには、その「点状の歯石」すら残さないという心構えが必要だろう。経験が浅いうちは、スケーリング・ルートプレーニング時や外科処置時にこそ拡大診療を導入したい。

時間をかけなければ得られなかった経験値は、「見える力」でかなりカバーできる、ということだ。

マイクロスコープを使用した診療イメージ

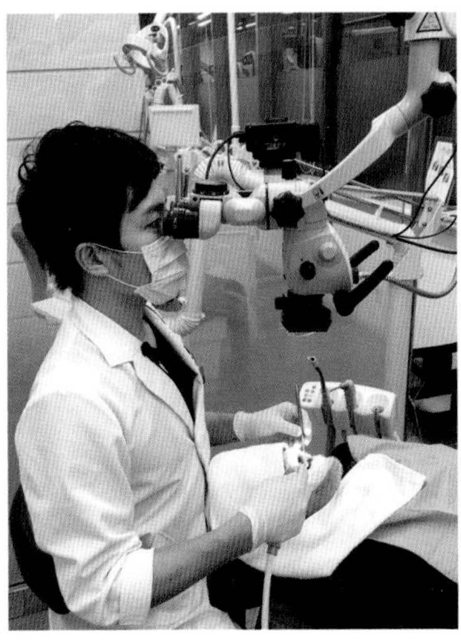

●マイクロスコープ使用時の診療姿勢。身体への負担は少ないが、ポジショニングの微調整、ミラーテクニックなどの経験が必要になる。

“まずはルーペから始めてみよう”

「拡大せよ」といっても、マイクロスコープは高価なため、研修先や勤務先に設置されてないこともあると思う。しかし、ルーペであれば自分の給料からでも分割で購入することはできるはずだ。将来への投資と考え、自分用を持とう。

拡大下で治療を行い、また自分が行った治療を見返したり、人の治療を覗いたりして、「何がよい治療で、何がだめな治療なのか」を若いうちに知ることは成長への近道になる。ワタナベ歯科では、研修医の初期から自分用のルーペを持たせ、また複数台設置されているマイクロスコープを自由に使わせて練習や治療を行っている。経験や感覚に頼らない「見える」という絶対的な正義が治療の質を上げ、若手歯科医師の成長を早め、患者をハッピーにできるからだ。成長を望むならば、一刻も早く「拡大」を導入すべきだ。

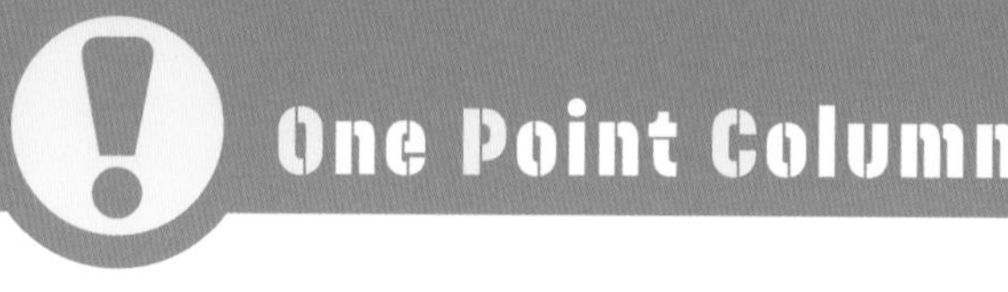

ロデオ診療

小児や知的障がい者を診療する際、不意に動いたり強い力で押し返されたりして、治療ができず悩むことがあるだろう。そんな時は、以下の写真に示す「ロデオ診療」を試してほしい。

ロデオ、それは暴れ馬や牝牛にどれくらい長い時間乗っていられるかを競うスポーツだ。米国映画などで目にするだろう。ロデオの秘訣は馬の動きに身を任せ、遠心力をうまく逃すことにある。つまりロデオ診療とは、肘と脇で患者の頭を抱えることで患者の動きに追随し、患者に抗うことなく力を逃しながら治療を行う方法なのだ。

たとえば力が強い知的障がい者の場合、まずロデオ診療のスタイルでブラッシングを5～10分くらい行う。患者は動くだろうが、この姿勢で力を逃していけば、やがて患者も疲れて力が弱くなる。それから治療を開始すればよいのだ。もちろんそれでも多少は動くが、コントラや5倍速を持つ手のレストがしっかりしていれば、頭の動きにシンクロして動かせるようになる。

勘違いしてほしくないのは、ロデオ診療はあくまでも患者と術者、そしてコントラを持つ手を一体化させる方法であるということだ。揺れ動く小舟の上で診療しているイメージである。強い力で押さえつけるのはNGだ。

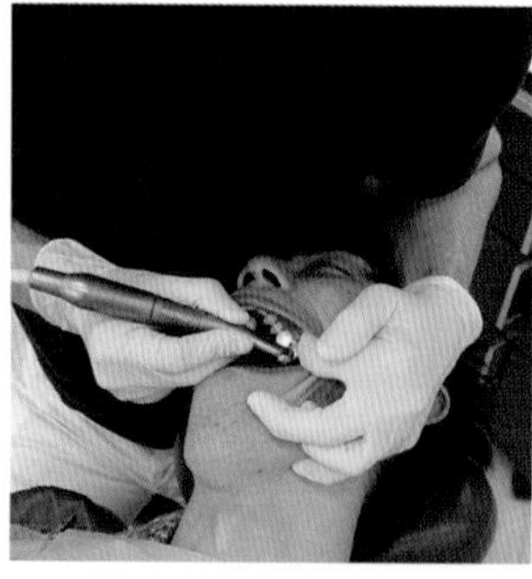

●ロデオ診療の例。気道は常に確保されていなければならないので、左手（利き腕と反対側）の薬指と小指はオトガイを挙上させるようにあてる。術者の関節の柔らかさはとても大事なので、普段から手首、指のストレッチをしておこう。

CHAPTER ◉ 4

歯周治療を
トレーニング中の
君たちへ

MISSION 18 ペリオを疎(おろそ)かにするなかれ

“口腔内は過酷な環境である”

歯を建物とするならば、歯周組織はその基礎工事部分にあたる。口腔内は常に湿潤で温かく、細菌が非常に繁殖しやすい上、食事、睡眠のたびに対合歯の衝撃が加わり続ける。建物にとってはけっしてよい環境とはいえない。ついつい華やかな建物にばかり目が行きがちであるが、地中にある基礎がもろければ、時間が経つにつれて建物にほころびが生じ、ついには地震がきて、崩壊してしまうであろう。ただでさえ劣悪な環境にさらされているなかで、さらには基礎工事部分が不安定だとどうなるのか……。改めて基礎工事部分の重要性をわかってもらいたい。

“インプラントも矯正治療もペリオ患者にはNG”

当院では入局１年目から３年目までの歯科医師をU3（Under ３年目）と呼び、担当患者の治療計画の発表の場（U3カンファレンス）を週に１度設けている。そこで彼らの治療計画を聞いていると、私はしばしばこう言いたくなる。

「ペリオがあま～い！」

その理由は、ペリオのリスクが高い患者に対して、やれインプラントだ、やれ矯正治療だと、長期的な予後を十分見据えていない安易な治療計画を平然と述べてくるからだ。

経験を積めば、患者の年齢、全身既往歴、口腔内写真、パノラマエックス線写真（と、願わくば顔貌写真）を見れば、その患者がどの程度のペリオリスクなのか、そして今後インプラントや矯正治療などの大掛か

叢生や欠損ばかりに目が向いていないか？

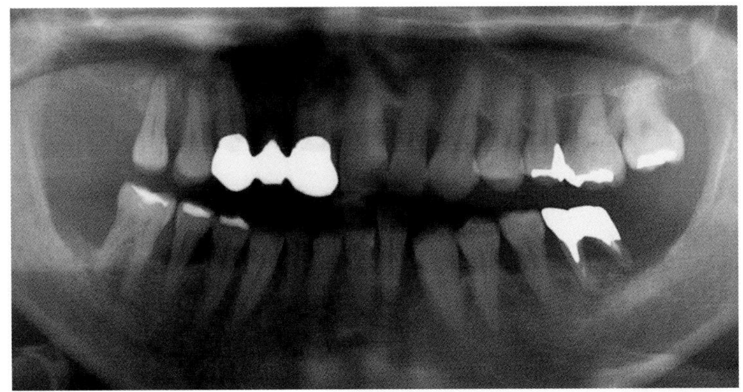

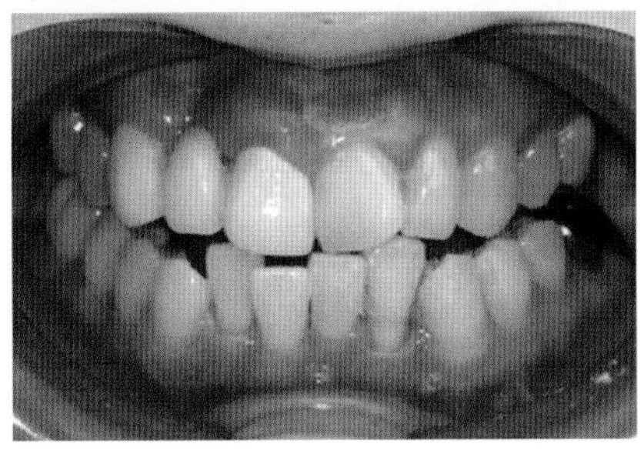

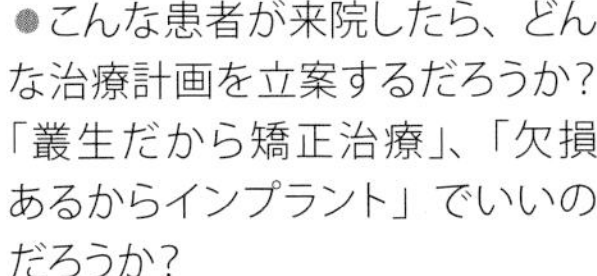

●こんな患者が来院したら、どんな治療計画を立案するだろうか？「叢生だから矯正治療」、「欠損あるからインプラント」でいいのだろうか？

りな処置を行った時に、その労力に価するだけの予後が得られるかどうか、ある程度見当がつくようになる。しかし、臨床経験が浅いうちは自分ひとりでこういった判断をつけるのは難しいことから、上部構造中心で治療計画を立案し、どうもペリオへの配慮が足りなくなる傾向がある。

「どんな治療を行うにしても、まずは徹底的にペリオの管理から！」が基本である。

日常臨床では、歯科医師主導で、最終的なゴールを歯科衛生士、患者と共有しながらペリオの管理をしていくのが望ましい。歯科衛生士に任せっきりにするのはNGだ。ペリオの管理ができれば、その先に待つ補綴物はきっと長持ちし、より大きな患者利益に繋がるはずだ。

MISSION 19

沼地に家は建てられない

“最初にすべきことは何か？”

まず右の口腔内写真を見てほしい。こんな患者が来院したら、君ならどこから治療を開始しようと考えるだろうか？　見えやすい前歯からCR修復をするか？　それとも、「自分には無理」といって、先輩に見てもらうか？

このように多数のう蝕と欠損のある咬合崩壊した口腔内を見た時、どうしたらいいのだろうと戸惑うのが一般的なビギナー歯科医師だろう。このような患者が来院したら、まずはこうなった原因を列挙してみるといい。咬合はどうだろうか？　嗜好品は？　たくさん原因を挙げられた君は優秀だ。でも、一番最初に「プラークコントロール不良」は挙げられただろうか？　咬合崩壊はさまざまな要因が重なって起こった結果であることは理解していると思うが、その根底にはいつもプラークコントロールが存在する。つまり、どんなにぎょっとするような口腔内の患者であっても、最初にすべきことはプラークコントロールの改善なのだ。

“プラークコントロールの改善が最優先の理由”

プラークコントロールを改善しなければならない理由はいくつもある。たとえば補綴をするにしても、プラークまみれの歯肉はたえず炎症してジメジメしており、確実な印象採得は不可能である。歯周病で辺縁歯肉の位置が安定しなければ、補綴を入れた後に根面が露出してう蝕にもなるだろう。ここが解決しないままでは、いくらきれいな補綴を入れようとしても入れられないし、長持ちするわけがない。永遠に続くイタ

こんな咬合崩壊した患者が来院したらどうする？

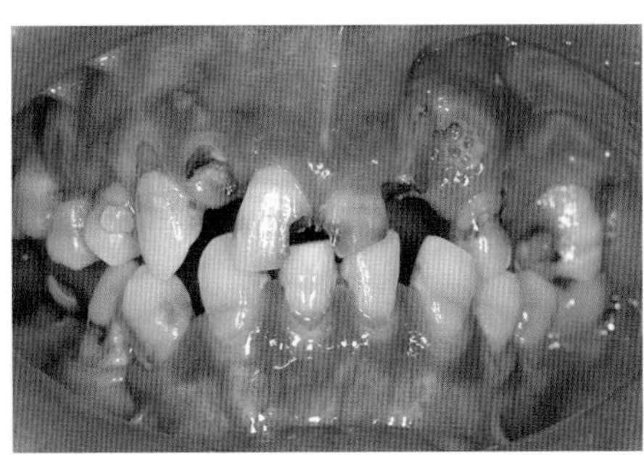

● 58歳男性。主訴は「前歯が欠けている」であった。

チゴッコなのだ。

沼地に家が建てられないのと同じように、プラークコントロールが悪いままでは治療は禁忌なのである。

“TBIは信頼関係構築にも欠かせない”

プラークコントロールの改善にはTBIが欠かせない。セルフケアとしてある程度のプラークコントロールができるようになるまでは、TBIの時間を確保したほうがよい。

TBIは、最初に患者と触れ合い、ラポールを形成できるチャンスでもある。写真のような患者は、特にこれから長い治療期間に入ることが予想されるだけに、この時期が一番重要だ。患者も人間なので、歯科医院に通うこと自体をさぼりたくもなるし、面倒くさくもなる。しかし、「あんなに熱心に歯磨きを教えてくれたしな」と感じたり、「教えてもらったとおり歯磨きしたら出血が少なくなってきたな」など、少しでも患者の心に引っかかる何かをここで作ることができれば、「通い続ける価値」を見出してくれるかもしれない。

いい治療の根底には信頼関係があり、信頼関係構築にはプラークコントロールが最適であることを理解してほしい。

MISSION 20

歯肉は読むもの

“歯肉は読んでこそ意味がある”

といっても、君たちは何のことかわからないだろう。

すべての歯科治療の中心である歯周基本治療は、歯周基本検査の結果やエックス線写真を用いて口腔内を診査し、処置していくことである。この時、その結果を客観的に評価して歯肉を「診る」のは当たり前のことだ。しかし本当に重要なことは、診ることを通してその歯肉が何を表しているのかを「読む」ことにある。わかりやすくいうと「空気を読む」と同じ意味合いだ。

歯肉の色や形から、その下にある異常を「読み取る」。たとえば、歯肉に発赤・腫脹が見られる時は、深い歯周ポケットや縁下歯石、不適合補綴物や充填物の存在が疑われる。それらを読み取り、1つ1つ原因を取り除いていくことで、消炎が可能になるのだ。

“読み取る目を養う”

右の**口腔内写真A**を見てほしい。初診で来院した10代の女性患者である。まず、プラークコントロールの不良と全顎にわたる縁上歯石に目が行くだろう。また前歯部歯肉には腫脹も認める。「この歯肉はなぜ腫脹しているのか」を考えることが、歯肉を読む第一歩である。

検査の結果、腫脹部位には深い歯周ポケットは存在せず、また治療経験のある歯でもなかった。ということは、縁下歯石が必ずどこかにあるはずだ。通常の歯周基本治療を行ったあと、マイクロスコープ下で詳細に歯周ポケット内を観察したところ、予想どおり歯石の存在を認めたた

歯周基本治療 Before & After

●歯肉に黒い歯石が透けて見えることに気づくことが「診る」。その歯石を除去することで歯肉状態の改善が見込めるであろうと予測することが「読む」。である。

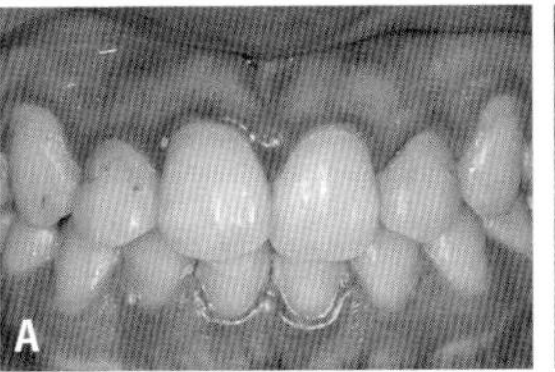

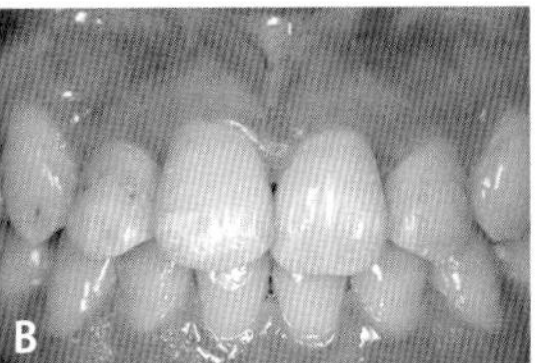

め除去を行った。**口腔内写真B**は処置後である。プラークコントロールが改善し、歯石も除去できたことから、歯肉の色・形態が変化していることがわかるだろう。

さまざまな検査によってわかる情報と、歯肉を読むことで得られる予想を合わせることで、質の高い治療を行うことができる。また、検査を行う前に一度全体の歯肉を読むことで異変に気づくことができれば、見落としも減り、診療のスピード、質が変わってくるだろう。

“時間軸での「読み」も大事”

「歯肉を読む」ことは、その部位だけを読むことに留めてはいけない。なぜそこに歯石が沈着したのかという過去を「読み」、このままの状態が続いたらどうなるのかという未来の「読み」も実践したい。過去を読み取れるようになれば、腫脹を繰り返す可能性を除外できるだろう。未来が読めるようになれば、患者への説明の幅も広がるはずだ。つまり、「時間軸で歯肉を読む」のである。

歯科疾患の多くは生活習慣に影響を受ける慢性疾患であることからしても、過去・現在・未来のリスクをどれだけ読み切れるかが、口腔の健康回復と維持に欠かせないことを理解してほしい。

MISSION 21 支台歯形成とペリオの切っても切れない関係

“灯台下暗しの支台歯形成”

ベテラン歯科医師が支台歯形成をする時、その歯だけを見ていると思ったら大間違いだ。隣在歯面の位置や高さ、対合歯とのクリアランス、咬頭の位置などいくつもの着眼ポイントがあるが、実はその足元にも大事なものがある。歯肉の存在だ。

「支台歯形成をした」ということは、補綴をするということである。この時に歯肉から出血していたらどうなるのだろうか？

①印象採得時に血液が混在してマージンがあやふやになる

②マージンの適合が微妙な補綴物ができあがる

③セット時に歯質とセメントのあいだに血液が介在して、補綴物の接着に支障が生じる

④その補綴物と歯質とのあいだに小さな隙間ができて、そこにプラークが溜まり二次う蝕ができる

この流れのように、印象採得時に歯肉から出血していると、最終的にはう蝕ができてしまうのだ。ではどうすれば出血しないのか？　答えは簡単である。支台歯周囲の歯肉が健康であればいいのだ。つまり、う蝕処置が終わって補綴する頃には、歯周炎もコントロールされている必要があるということだ。C処とP処は別物ではない。セットで考えるべきである。

“タンガを切るな！”

どんなにペリオの治療を頑張ったとしても、支台歯形成時に歯肉を傷

歯周靭帯を傷つけてしまった支台歯形成例

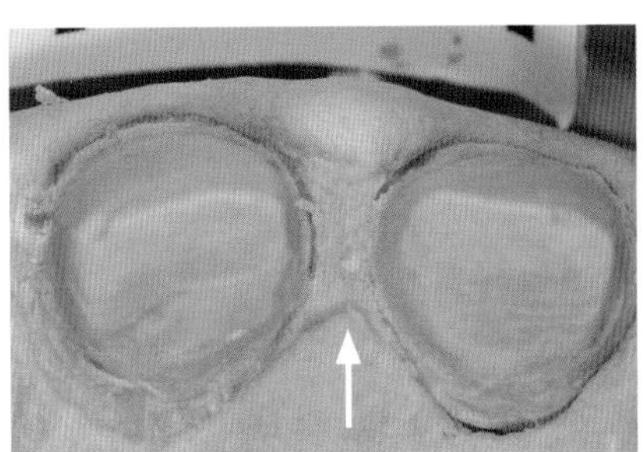

●中切歯間の歯周靭帯を切ってしまった症例の石膏模型。

つけてしまっては元も子もない。

たとえば歯と歯のあいだには細く一筋の歯肉が介在するが、ここには歯周靭帯がある。これを何も考えずに傷つけて切ってしまうと、たちまち歯間乳頭の位置は下がって鼓形空隙（ブラックトライアングル）が大きくなり、食渣がたまりやすくなってしまう。そうしたらどうなる？そう、これまたう蝕ができたり、歯周炎が進行してしまうのだ。

これはエステティックゾーンである前歯部では特に深刻な問題である。歯周靭帯を傷つけた結果、ブラックトライアングルが目立ち、それを改善するために歯肉縁下形成を行って補綴物をセットすると、結果としてBiologic widthを侵害してしまい、歯周組織の慢性炎症、ひいては骨破壊へと続く負の連鎖を引き起こすこととなる。これらは医原性の疾患であり、絶対に避けなければいけない。

なおワタナベ歯科では、この隣接部の歯周靭帯を「タンガ」と称している。タンガとはブラジルの先住民族であるインディオの女性などが身につけていた腰巻きのことである。わからない人はネットで検索してみてほしい（ただし、人前で画像検索するのだけはやめておこう）。ぷつんと切ると、だるんと下がる。一般社会でタンガを切ることは変態行為だが、歯科領域でもタンガを切ってはいけないのだ。

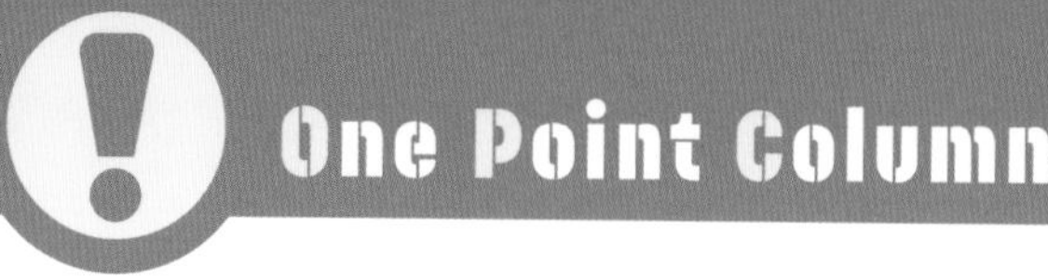

患者はアマチュア

レストランで、グラスの白ワインをオーダーした客がいたとする。その店には、グラスワインは1杯500円のものしか用意がないが、ボトルなら数多く用意している。新人店員はそのオーダーを受け、「わかりました」といって500円のグラスをただ持っていくだろう。しかしベテランであれば、うまく何らかの方法でお客さんとの話の糸口を見つけようとする。「当店ではグラスの白ワインはソービニョンブランで500円のものだけしかございませんが、お客様は普段どのようなワインをお飲みですか？　ブドウの品種などお好みがございましたらおっしゃってください」と。この一言があるだけで、客も無駄な500円を出費するよりも、自分の財布と相談して自分の飲みたいワインをハーフボトルで注文することもできる。

これは来院する患者でも同じである。患者は歯科治療においてはアマチュアである。いくら患者が希望したからといって、言われたことだけをするのではなく、プロフェッショナルとして考えうる治療方法を説明し、患者に可能性を考えてもらうべきである。

歯科医療は患者が思うよりもずっと進化していること、そしてそれらを駆使すれば機能も見た目も大きく改善できること――。口腔の困りごとで来院した患者に対し、わくわくするような選択肢を伝えることができるようになろう。

CHAPTER ◉ 5

エンドを
トレーニング中の
君たちへ

MISSION 22 君はその歯にセラミックを勧められるか？

“ラバーをかけない人はトイレ後に手を洗わない人だ”

君はトイレに行った後、必ず手を洗っているだろうか？「もちろん」という人も、「えーっと」という人もいるだろう。また、手を洗う人の中でも、石鹸を使う人もいれば、水でちゃちゃっと洗って最後にズボンで拭いておしまいという人もいるだろう。

日常生活ならそれでいいのかもしれないが、エンドとなれば話は別だ。口の中は汚い。プラーク 1g の中には 1 千億以上もの細菌がいるといわれている。そんな環境の中で、いくら滅菌した器具を使って治療したとしても限度がある。もし君がエンドを行うなら、その歯だけでもいいから清掃してラバーダムをかけるべきだ。保険診療ではラバーダム防湿は単体で算定できないが、ラバーダム防湿をしていれば患者に対してもかなりのアピールポイントになる。何より君が治療を受けるならば、ラバーダムをかけてくれるところを選ぶだろう。根尖病巣が再発するかもしれない歯に、セラミックを被せようとする患者はどこにもいない。

“隔壁から逃げるな”

とはいえ、臨床ではラバーダムがかけられない歯も存在する。それは壁が十分にない歯だ。歯の予後は、エンド単体だけでなく歯冠修復物にも大きな影響を受ける[1)]。壁がないということは、フェルールもない歯ということだ。学生の頃は試験のために覚えたフェルールという言葉は、臨床では呪文のように大きな意味を持つ。その歯の予後を大きく左右するからだ。まずその歯を残したいなら、どうにかして壁を獲得しよう。

ラバーダムをかける豊隆がなければ CR で作る！

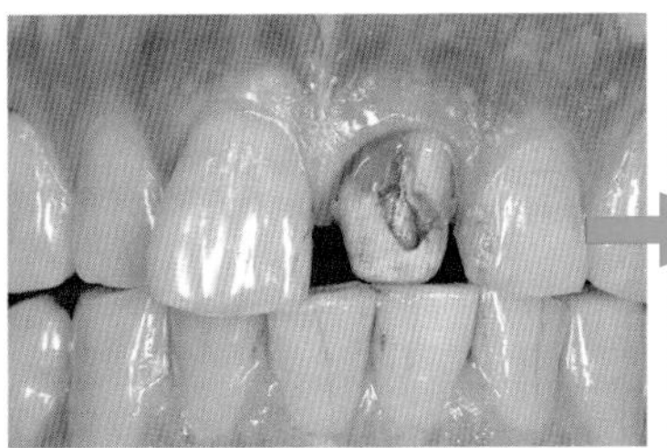

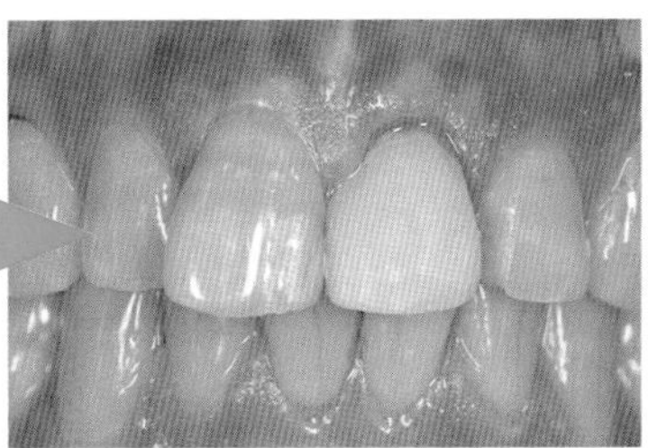

●患歯はう蝕が多く、審美領域でもある。シェルテックを使用してしまうと、不潔になりやすくラバーダムもかけられない。う蝕を除去し、歯牙様の形態を回復することでラバーダムもかけられるようになり、審美的な問題もある程度解決できる。

歯肉の出血をコントロールして、ラバーダムがかけられるような壁をCR で建てる。そうすれば仮封の厚みも保てて、漏洩の心配も減る。エンドをしっかり行った後、歯冠長延長術なり挺出なりすればいい。面倒くさがって隔壁を建てることから逃げることは、その歯の予後を考えることから逃げていることと同じだ。

“逃げなきゃ必ず報われる”

ラバーダム防湿をすれば、君はさらなる恩恵を受けることができる。患者は治療中、自分の舌や頬粘膜がどのようになっているかわかっていない。いくら「力を抜いてください」と声をかけても、余計に力が入って押し返してくるという経験はないだろうか。また、口腔内は暖かいのでミラーも曇りやすい。細かい器具は誤飲・誤嚥のリスクもある。ラバーダムをすればこれらの問題は一挙に解決する。

ただし、患者は息苦しさを感じるかもしれないので、声かけも忘れないように。

MISSION 23 歯髄は生物

“歯髄はナマモノ”

歯髄はたとえて言うとナマモノであり、刺身のように鮮度が重要だ。刺身をネチネチ触っていると不味くなるように、あまり生活歯の象牙質をいじっているとよくないことが起こる。

形成が上手でない頃は、インレーの印象でも、う蝕除去から印象採得まで患者に複数回来院を重ねてもらうことがあるかもしれない。そしてそのあいだは、仮封で過ごしてもらうこともあるだろう。そんな時、歯髄には何が起きているだろうか？　まず麻酔のたびに歯髄腔内の血流量は減少する。麻酔が効きにくいからといって、抜髄するでもないのに歯根膜麻酔なんかをすると、歯髄は循環障害を起こす可能性がある。そんな状態では、せっかく汗水垂らして形成しセットしたインレーを、患者に「しみるんですけど」と言われて数週間後には除去し（抜髄し）なければいけないことになる。

う蝕が深い時は失活してしまうこともあるだろうが、我々が歯髄を死なせるようなことがあってはならない。覆髄するとか、そういう『いじり』は歯髄にとっては『おもてなし』だからよいことだ。しかし、形成を何回も修正して深くするとか、先にも述べたようにこちらの都合で何度も麻酔をするとかは避けるべきだ。

“歯髄はイキモノ”

また、言うまでもなく歯髄はイキモノだ。我々の身体にも加齢変化があるように、歯髄にも当然加齢変化が起こる。動脈硬化で血管が石灰化

歯髄に見られる加齢変化の例

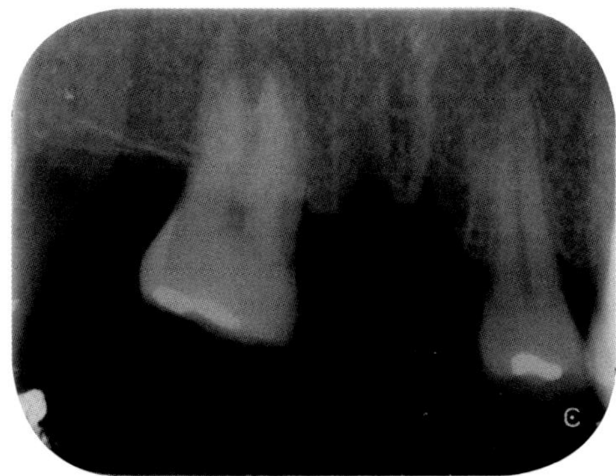

- 細胞成分、線維成分の増加
- 石灰化沈着
- 歯髄容積の減少
- 象牙粒の増加
- 循環障害が生じやすくなる

● 74歳男性。歯髄腔をこのデンタルエックス線写真から完全に読影することは難しい状態である。また歯冠部歯髄腔には石灰化物と思われる不透過性物質が観察される。歯髄の加齢変化として右のようなことが生じる[1]ことを肝に銘じておきたい。

するようなもので、歯髄も石灰化が起こるのだ。狭窄すると、CTでも歯髄腔の確認が難しいこともある。

象牙粒なんていうものもある。これはたまに見かけるようなものではない。エックス線写真上の評価では、20～40代の歯の20%に象牙粒が認められるという報告もある[2]。実際にマイクロスコープ下で治療していると、かなり頻繁に出会うものだ。ある程度の年齢の患者の抜髄をする時は、象牙粒の存在を常に意識する必要がある。

また再根管治療の時も、最初に抜髄した歯科医師が象牙粒を見落とし、根尖方向に押し込んでいるかもしれないというような洞察力をもって治療に望んだほうがいい。髄床底をよく観察して、先の細い器具でよく触ってみよう。いきなりラウンドバーでごりごり削ってはいけない。

MISSION 24 ビギナーにとって、エンドは誤診の宝庫

“エンドを制するものは夜間を制す”

ワタナベ歯科では夜間当直があり、24 時間対応をしている。ある月の夜間に来院した患者の内訳は**右図**のようだった。

もし君がエンドに自信を持てるようになれば、しめたものだ。夜間診療の最中に、自分が対応しきれなかったらどうしようとドキドキすることが格段に減る。夜間来院した 51％の患者の対応ができるということになるからだ。

当直がない歯科医院だとしても、1 日の急患のほとんどは炎症が原因で来院することが多いだろう。エンドができるようになると、初診を取る時も度胸がついてくるので、落ち着いて対応できるようになってくると思う。

その一方で、直面する機会が多いエンド系は慎重かつ適切に対応する能力が求められる。なぜならば、抜髄は元には戻れない処置であるし、再根管治療は治療方針を患者とすり合わせておかなければトラブルにもなりやすいからだ。しかし、正しい診断と処置で患者の主訴をすばやく適切に解決すれば、ラポールも築きやすくなる。「助かりました、これで今夜は寝られます」と言って帰る患者の後ろ姿を見れば、歯科医師冥利につきるというものだ。

“ちょっと待て　ホントにその歯が原因か”

急患に対して適切な処置をするためには、正しい診断が重要だ。臨床は国家試験と違って無数の選択肢があり、実際迷うことが多々ある。そ

ワタナベ歯科における夜間来院患者の処置理由

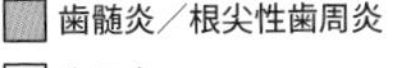

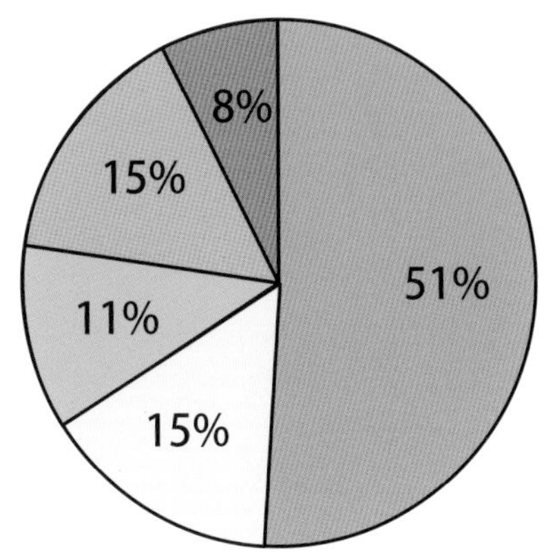

●ある月のワタナベ歯科の夜間診療に来院した患者の主訴の割合。半数はエンドであることから、エンドの技術を高める必要性が急務であることがわかる。

の要因の１つが関連痛や放散痛だ。

痛みの原因の誤認識は、歯科ではかなりの率で遭遇する。大学の授業でも、心筋梗塞と歯痛の関連について説明を受けたことがあるだろう。他にも、副鼻腔炎が原因なのに患者は奥歯が痛いように感じたり、上顎歯に原因があるにも関わらず下顎歯の痛みを訴えることがある。上下顎の歯牙感覚は三叉神経に支配されているからこそ生じる誤認識だ。

急性疼痛は、大の男が膝をグシャァッとつくほどの激しい痛みである。激しければ激しいほど関連痛が起こっていることも多い。つまり患者自身が、痛いと指差す歯が原因歯でない可能性があるのだ。患者の痛みの表現の変遷と現症からすばやく正解に辿り着くことができるだけの広い視野を身につけたい。

次のページで、実際にワタナベ歯科で遭遇したケースを紹介しよう。

症例１　|7 急性化膿性歯髄炎

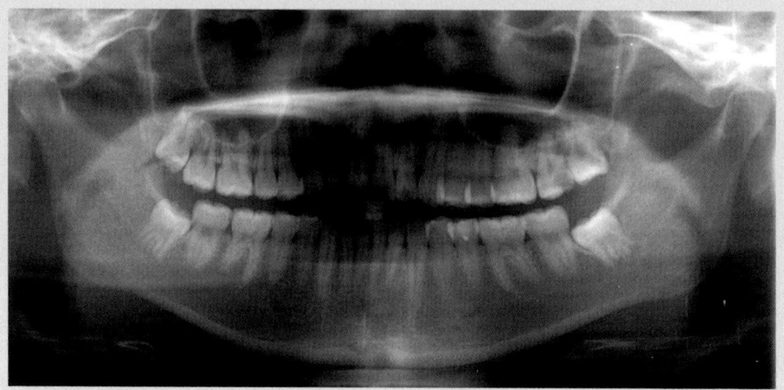

●18 歳女性／初診来院時のパノラマエックス線写真。

泣き叫びながら夜間に来院。夕方から左下に激痛があるとのこと。最初の頃は冷たいものがしみていたが、今は冷やすと楽になるという。氷を口から出すと痛みがぶり返すので、ずっと口に含んでいるそうだ。

本人は、「痛みの場所は絶対に|7」と指をさす。|6 7、|6 7に打診がある。急性疼痛のために、こちらの質問にも正常に応答できない。

直接対応した２年目の男性歯科医師は、泣き叫ぶ女子高校生を前にして、「|7の抜髄を行おうと思う」と直属の上司に報告してきた。このパノラマエックス線写真を見て、|7が原因とは考えにくいのはわかるだろう。上司は、「|7か|5が原因ではないか」と助言したが、彼の意思を変えることはできなかった。そこで院長である私の携帯電話に、夜中に連絡が来たのである。

私はその電話で麻酔診を行うよう彼にアドバイスした。もっとも可能性が高いと考えられる|7に彼が局所麻酔を行うと、女子高生は突然泣き止んだ。「あれだけ痛みがあったのが嘘のようだ」と彼女は言ったそうだ。

関連痛は恐ろしい。迷った時は、必ず周囲の歯科医師とも相談し、冷静に対応することが重要であることを再認識させられるケースだった。

症例２ |１２３ 歯根嚢胞性化膿性歯髄炎

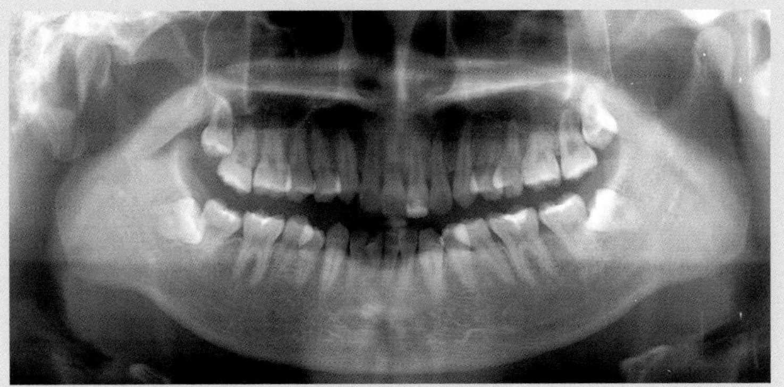

●21 歳男性／初診来院時のパノラマエックス線写真。

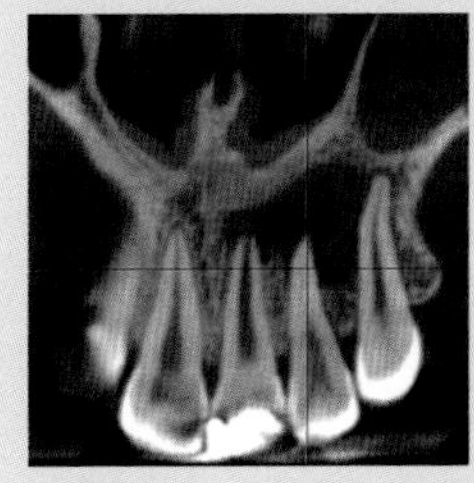

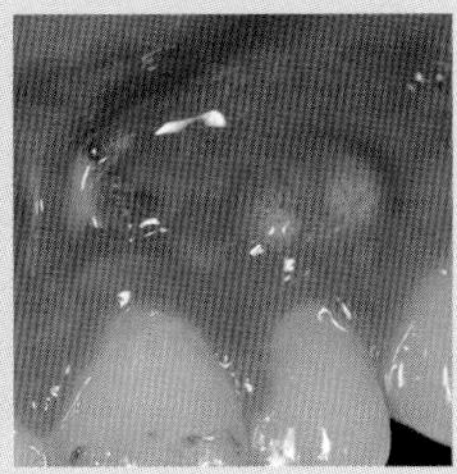

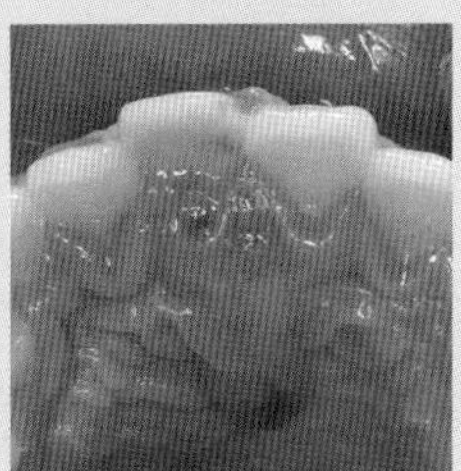

●同患者の CT 像と口腔内写真。|１２３に大きな根尖病巣、唇側口蓋側に膿瘍の形成を認める。

３日前に左上の奥がものすごく痛くなり、近くの口腔外科を受診。|8歯冠周囲炎と診断され、洗浄とアジスロマイシン水和物錠を処方されたが、痛みの場所や程度が一向に変わらないという。激痛で、大汗をかいている。

パノラマエックス線写真上で、|１２３に根尖部透過像を認める。|１２３打診（＋）、根尖圧痛（＋）、電気歯髄診（－）、複数のサイナストラクト（＋）、口蓋側に腫脹（＋）、|４－８には症状を認めない。

|1は幼少時に歯冠破折の既往がある。|1の失活→根尖性歯周炎→|２３逆行性歯髄炎→根尖性歯周炎→嚢胞化の経緯が予想される。

切開排膿と電気歯髄診の経過を踏まえ感染根管処置を行い、疼痛が消退。来院時も患者本人は親知らずが原因と思い込んでいた。主訴の部分だけを見ていては、解決できないケースである。

MISSION 25 本当にその歯は残せるのか？

“「歯を抜かれた」は敗者の証”

患者は、「治療をしたら治るもの」と思っていることが多い。特に歯のことになればなおさらだ。「抜歯になるかもしれない」と思って来院することは少ない。だから、治療する前に「どういう結果になりうるのか」を患者としっかり話し合っておく必要がある。

とある患者がこんなことを言っていた。「前の歯科医院には２人の歯医者がいて、１人はこの歯を歯内治療して残せると言って、もう１人はダメだからインプラントにしようと言った。私は歯内治療を選んで結構長いこと治療したんだけど、結局残せないからと言われ歯を抜かれて、インプラントを入れたのよ」と。

「抜かれた」と聞くと私はいつも心が痛む。残すよりも抜歯をしたほうがさらなる骨吸収を防止するなどのメリットが大きいことをわかってもらえていない。もちろん患者の気持ちもよくわかる。せっかくかけた費用と時間が無駄に終わったように感じてしまうからだ。説明責任を果たしきれなかったこと、経済的・時間的損失を患者に与えてしまったことを考えると、この言葉は敗者の証かもしれない。

“奇跡を求めるのは愚の骨頂”

治療手技が向上し成功体験もいくつか経験すると、自信も湧き、「他では抜歯と言われました」という症例にも血気盛んに治療を始めることがあるだろう。だが、一瞬立ち止まって症例を見つめ直すことも必要だ。かつて君が経験した症例の成功要因は何だったのか、もしくは書籍で読

この第一大臼歯、治療可能ですか？

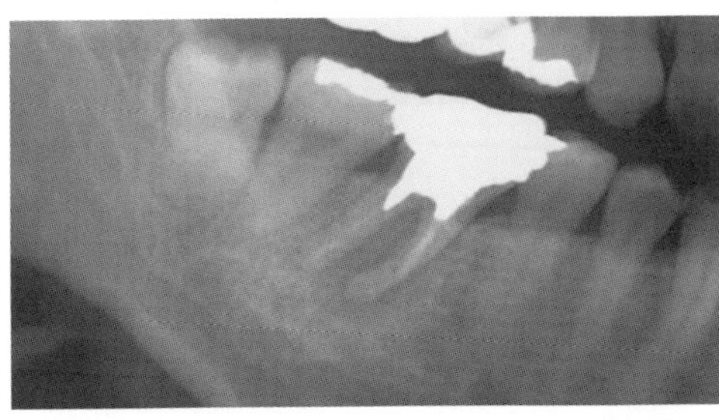

●口腔内にはサイナストラクトも出現していた。パノラマエックス線写真上では近心根にレッジの形成を疑う像が観察される。根も長そうだし、口腔内では近心に傾斜していそうだ。はたして穿通できるのか？　破折やパーフォレーションはないのか？　考えなければならないこと、患者に説明すべきことはたくさんある。

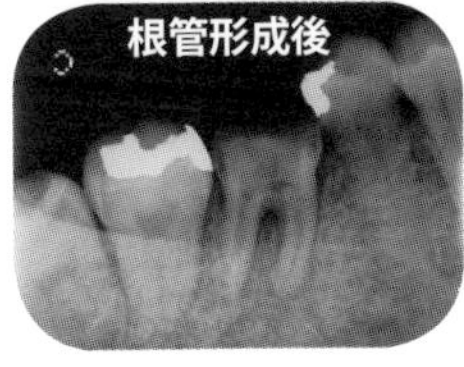

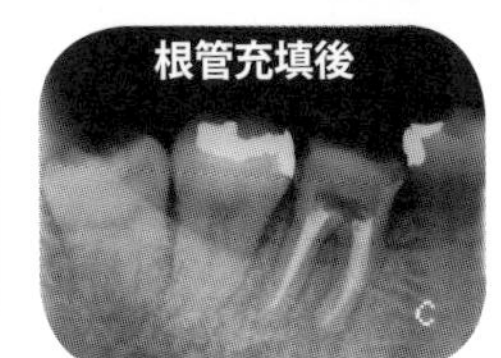

んだすごい先生の症例の成功要因は何なのかを。

奇跡的な成功に遭遇するケースもたまにはある。ただ、それはその時の歯科医師の技術、患者の抵抗力、咬合、細菌の種類などさまざまな要因が偶然重なって成功した、綱渡りのような症例だったかもしれない。また、ほとんどの症例は過去の症例の統計に裏づけられていることも忘れてはならない。いくら根管内をきれいに清掃できていても、フェルールがなければ長期予後は望めないことは明白な事実なのである[1、2]。つまり、君がしようとしている治療のその次に来る治療プロセスに予後が見込めるのかどうかを、いつも考える必要がある。

患者の治療かける「時間」と「お金」を無駄にしないことが、信頼関係の維持には欠かせない。それに見合った結果が得られる治療を選択できるよう、大局的に症例を判断し、説明と努力をする必要があることを忘れてはならない。

MISSION 26 インフォームドコンセントが逃げ口上になってないか？

“怖いだけなら、選ばれない”

根管治療の必要な患者に対して行うインフォームドコンセントとして、次のような処置後に起こりうる症状の説明は必須だ。

- 歯が浮くような感じがする
- 噛むと痛む
- 麻酔したところが潰瘍になって痛むことがある
- 壊疽性歯髄炎の場合は腫れることもある

そして患者は、「今日はお薬の処方だけにしますか？　それとも治療を行いますか？　どちらか患者さんご自身で選択してください」とインフォームドチョイスを迫られるわけだが、もし君が患者だったら、どっちを選ぶだろうか？　いくら必要項目だからといって、これほどネガティブワードとなる「怖いこと」「痛いこと」ばかりを並べられたら、「薬だけください」ということになるのではないだろうか。

患者がこういった選択をすることは往々にしてあることだ。ただ、1つ気になることがある。その担当医は、歯科医師としてやらなければならないことを果たしているのだろうか？　もしその担当医が「ああ、エンド苦手だから治療を選ばなくてよかった」と思っていたとしたらどうだろう。インフォームドコンセントを口実に逃げているのであれば、問題である。

“インフォームドコンセントで大切なこと”

適切な検査により抜髄や根管治療が必要と診断されたならば、歯科医

術後疼痛が予測される症例

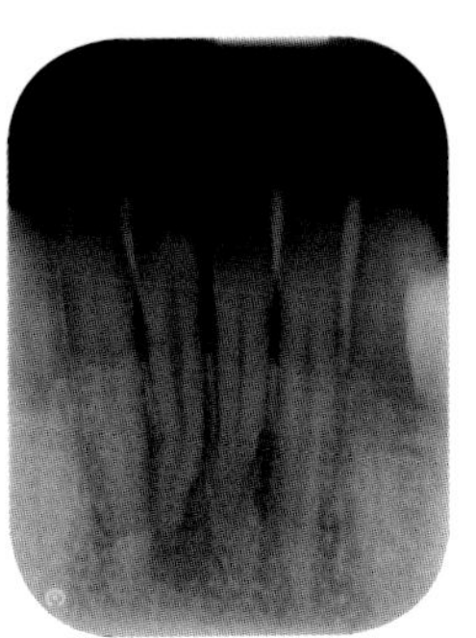

●術後疼痛が予測されるデンタルエックス線写真。1|根尖部に透過像を認める。このような患者には術後疼痛の説明が欠かせない。ただし、来院患者が無症状の場合、それを強調しすぎると患者は治療を選択しないことも多い（実際の診療では、インフォームドコンセントの後、1|には感染根管処置を行い、咬合調整ならびに投薬を行った）。

師の責任としてその事実をきちんと説明し、患者に理解してもらわなければならない。上記のような処置後の説明は大切だが、治療を受けること・受けないことの違いに重きを置き、治療を受ける価値を理解してもらいたいところだ。

ただし、いくら患者が治療を受け入れたとしても、「怖い」という思いは少なからず残る。だから私は、処置後に次のような言葉を患者にかけるようにしている。

「根の中の状態は感染を起こしており、かなり悪くなっていました。炎症は上り坂状態で、これからもう一山あるかもしれない状態でした。今日の処置をしても、その山が急速に上り坂から下り坂になるとは限らないので、お薬を出しておきます。それをお飲みになって、安静にしてください。休んでください。もし炎症がひどくなった時は、遠慮なくまたいらっしゃってください（連絡をください）。対応いたします」と。

この一言で、患者はたとえ痛くなったとしても「ああ、やっぱり言われたとおりだな」と思ってくれるだろう。

なお、冒頭のように何もしないで処方だけしたのであれば、どうなるだろうか？　「何もしないで薬だけ出されたけど、全然効かないじゃないか！　金返せ！」となってもおかしくないだろう。

One Point Column

君は化粧をしたことがあるか

ジェンダーフリーが叫ばれて久しい昨今だが、あえてそれをテーマにしてみようと思う。文科省の調べでは、平成 26 年の歯学部入学者数は女性が 41%を超えているという。しかし研修医のアンケート（平成 25 年度）において、10 年後自分が開設者になっていると答えた者は、男性 660 人に対し女性はわずか 179 人であった。これは私の個人的な感想だが、女性は裏方のイメージが拭えていないように思う。ワタナベ歯科でもハングリーさが男性に負けてしまい、アシスタントに回ってしまったり、患者の意思を尊重しすぎてしまう女性歯科医師がいた。

私の娘も歯科医師で、男社会の中で大変だろうと思いながら見ているのだが、先日おやと思ったことがあった。それは彼女が後輩の女性歯科医師に指導をしている時のことだ。「ミラーテクニックが上達するコツは、毎日の眉毛を描く時のことを思い出そう」そう言っていたのだ。最初から完全にミラー像で治療することは難しい。そこで慣れないうちは、ミラー内の虚像と実像を同時に見ながら上下左右の方向を確認して治療するとうまくいきやすいのだが、それは無意識に肌で眉ペンの感触を感じながら正しい方向にペンを動かすことと似ているそうだ。だから、「毎日鏡に向かって化粧をする女性は、ミラーテクニックに有利」とも言っていた。彼女の中で経験がそのように結びついたのだろうと思うが、それは彼女にとって大きな自信になっているのだろう。

「女性であることのアドバンテージ」と検索すると、「優しそう」「気遣い」「女性の気持ちがわかる」などいろいろ出てくると思う。しかし、これらは男性に置き換えても通用してしまう。要は、ユニークさが大事なのかと思う。女性だからできることにこだわりすぎると、やっぱり嫌な感じもするし、女性だからと一歩下がってしまえばいいように利用される。「君だからできること」を探すことが重要だ。

CHAPTER ◉ 6

補綴を
トレーニング中の
君たちへ

MISSION 27

その補綴、自分の口に入れたいか？

“補綴物を長持ちさせる3要素”

自分の口腔内に補綴物を入れるとしたら、君はどんな補綴物を入れたいだろうか？　色は？　形は？　マテリアル（材料）は？　人によって求めているものは違うが、理想的な補綴物はやはり「きれいで天然歯と相違ない、かつ長持ちするもの」ではないだろうか。

色調や形態は、シェードやプロビジョナルレストレーション、口腔内写真をもとに患者、歯科技工士と連携を図りながら製作することで、満足いくものに仕上がっていくだろう。

では、長持ちという点においてはどうだろうか？　ここで大事になってくるのが、①マージン、②メンテナビリティー、③バイトの３つである。

まず、マージンラインと歯周組織との関係は、プラークの停滞、歯周病の進行に大きく関わってくる。「きれいな補綴物」だけで終わってしまったらその後のケアが行き届かず、二次う蝕や歯周病を助長することになってしまうからだ。これはメンテナビリティーにも通じている。患者がケアしやすい環境を提供するのも最終補綴物の大事な役割だ。

次にバイトだが、人それぞれの噛み合わせのなかで、その補綴物や残存歯に負担がかかりすぎないような配慮のあるバイトの付与が必要になってくる。補綴だけでは理想的な噛み合わせにすることが難しいケースも多いが、そのなかでガイド歯をどこに持っていくのか、アンテリアガイダンス（前歯でのガイド）をどう付与するのか、ディスクルージョン（臼歯離開）は確立しているかなどを検討することが重要だ。バイトを考えて調整することは、長持ちする補綴物を製作する上で大きく影響することを認識すべきである。

セメント合着する際のマーキング例

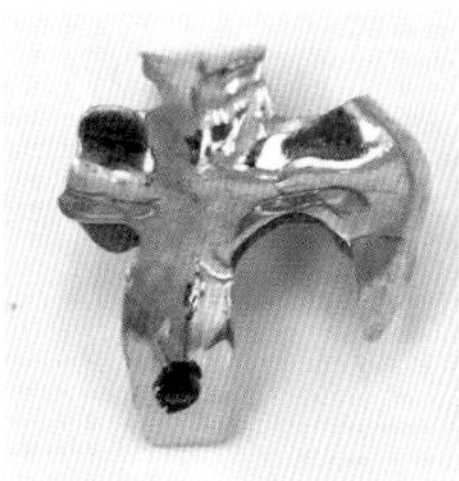

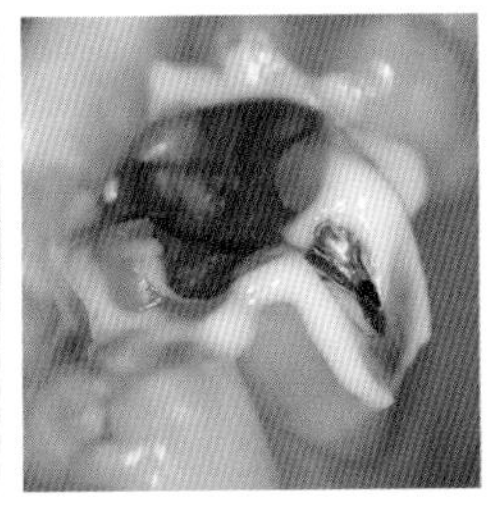

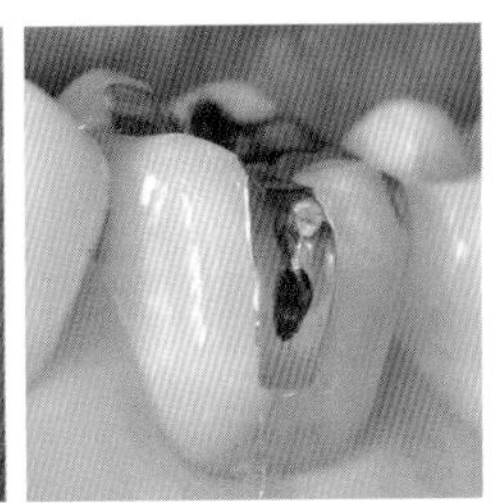

●頬側に油性マジックでマーキングしたインレーの例。このようにしておけば、セメント泥で向きがわかりにくくなっても間違える確率はぐっと減る。

なお、優秀な歯科技工士とチームが組めれば、マージンやメンテナビリティー、バイトの設定はやってもらえるかもしれない。しかし、本来は歯科医師である君がすべて設定するものだ。若いうちから甘えるのではなく、模型をじっくり観察する、咬合器上でシミュレーションするなどの地道な検討を繰り返してほしい。

“セメント合着すると後戻りできない”

歯科技工士がすばらしい補綴物を作ってくれたとしても、セメント合着時に頬側と舌側を間違えると元も子もない。「そんなバカな」と思うかもしれないが、数分が勝負のセメント合着だけに、複数の補綴物装着ともなるとパニックになり、しかもセメント泥が被り見えづらくなったりすると、こんなミスも起こりうるのだ（**MISSION 02 参照**）。不安なうちは、油性マジックで番号や近心・頬側のマークを入れておくといいだろう。これだけで、合着時のストレスがまったく違う。

「この補綴物が自分の口に入るとしたら」といった視点で、最後まで気を抜かずに治療に臨んでほしい。

MISSION 28 形成上達のキモは、多方向から見る習慣にあり

“形成は「お化け煙突」のようなもの”

「臨床の山」の1つとして形成がある。形成を学び始めた当初は、口腔内で自分のイメージどおりの形態にしようとしても、なかなか思いどおりにいかないことが多い。その原因は、姿勢が悪い、レストが安定していない、そもそも支台歯の形成イメージがよくないなどさまざまなことが考えられる。

かつて私も、先輩に何度も確認とその後の修正指示を受けながら、ようやく印象にたどり着くといったかんじだった。ある日、そんな私を見かねた先輩から「いいと思ったところで印象採ってみろ」と言われ、指示どおり「形になった」と思ったところで印象を採ってみた。そして診療後、その印象からできた模型を確認して驚いた。なぜなら、形になったと思っていた支台歯が、模型で見ると全然違って見えたからだ。なぜ口腔内と模型が別物のように見えたのだろうか？　その答えは簡単だった。口腔内で見たと思っていた支台歯は一方向から見ていたもので、模型はそれを360度いろんな角度から見ることができたからだ。つまり、形成の確認が多方向からできていなかったのだ。

形成したら、ミラーでいろいろな角度から見る。上達したいならば、この習慣を徹底的に身につけるべきと実感した。一方向からはOKでも、違う方向から見るととんでもないことになっていることがあるからだ。かつて、見る角度によって1本に見えたり2本に見えたり、はたまた3本や4本に見えたりする「お化け煙突」*というものがあったが、形成はまさにそれである。

＊**お化け煙突**：かつて東京都足立区にあった火力発電所の4本の煙突のこと。見る方角によって、1～4本に見えたことから、「お化け煙突」と呼ばれた。

反省を次回に活かすために

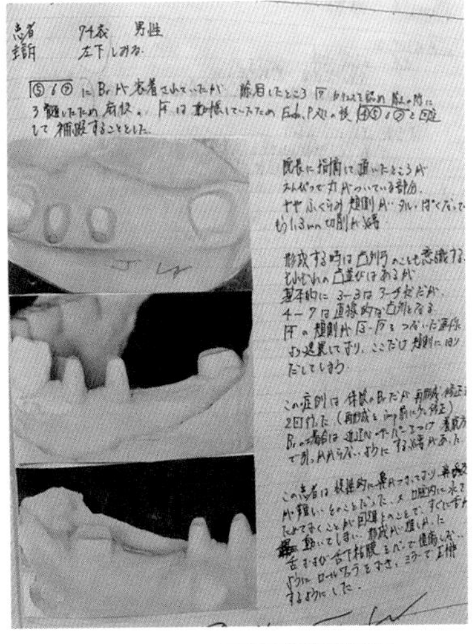

●形成について指導医が指摘したことをまとめたビギナー歯科医師のノート。症例単位で記載し、その診療時の状況や患者ならではの情報も記載している。こういったノートは、その歯科医師の将来の資産となる。

“成長の兆しが見える者、見えない者”

私は長年、若い歯科医師の形成をチェックしている。最近は形成した歯の頬舌側面と咬合面の写真を撮影させて、その反省をノートに書かせるようにもした。そのノートを見ていると、成長の兆しが見える者と、まったくその兆しが見えない者を客観的に判断することができる。成長の兆しが見える者、それは「反省を次に活かしている者」だ。

上の写真は、ある研修医のノートである。私が注意したことを汲み取り、反省点と対応策をまとめている。こういったノートを残している者は、きっとすくすくと成長していくだろう。写真にその成果が写ってくれば、言うことなしである。

形成を早くモノにしたいと考えるならば、よくミラーで確認し、感覚ではなく具体性を持って改善を繰り返すことが大事である。

MISSION 29

歯を見て口を見ず

“「自費」という言葉に目が眩(くら)んでいないか？”

木を見て森を見ず――これは古くからあることわざであり、みんな意味を知っているだろう。『物事の一部分や細部に気を取られ、全体を見失うこと』だ。

まさに歯科においても同じことが言える。

たとえば初診の患者が来院、むし歯の治療を希望し、その後の補綴物は保険外を検討しているとする。この問診票を見た際、我々が期待を抱くのは当然であろう。丁寧な説明を行い、治療に移行、そして印象へと進み、次回セット――いい流れかもしれない。だが、ここで一度立ち止まり、口腔内全体をゆっくり見て欲しい。

- 口腔内の衛生状態はどうか？
- 印象を採ってもいい歯肉の状態か？
- 隣の歯は問題ないか？

まず、その歯がう蝕になった原因はプラークだということを忘れてはならない。プラークコントロールができないかぎり、すべての歯科治療は後手にまわってしまう。

また、歯肉に炎症が残っていれば、きれいな印象は採れず、それなりのものしか作れない。出血やプラークのため、セットも困難。そして言うまでもなく、その後のメインテナンスにも不安が残る。

目の前にぶら下がる『自費補綴物』に惑わされると、こんな肝心なことが見えなくなってしまうようだ。

補綴前にはプラークコントロールの向上が不可欠

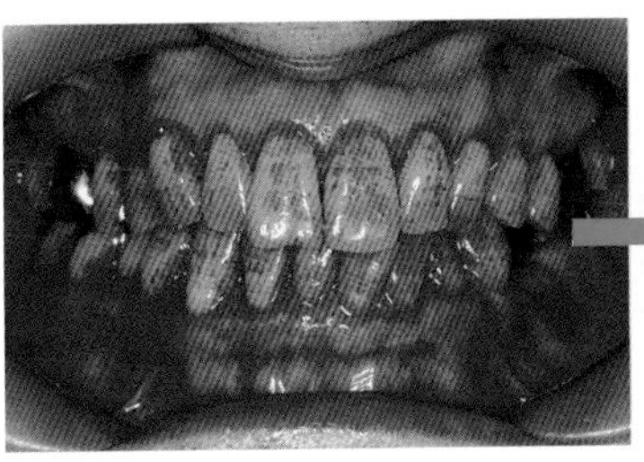

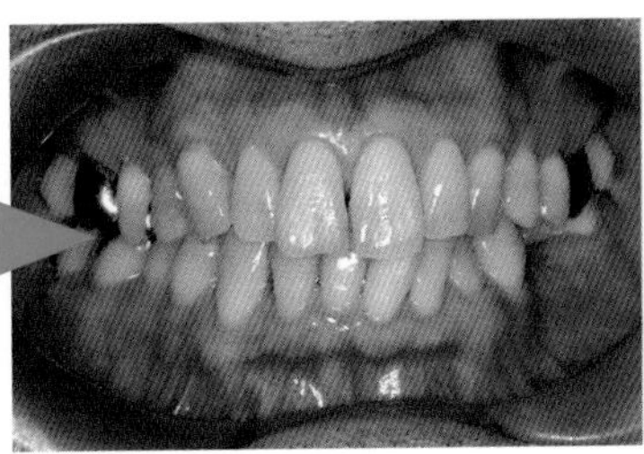

●左はTBI前、右はTBI後の口腔内写真。自費補綴という言葉に惑わされることなく、プラークコントロールの向上をまず最初に行うことが大事である。

“すべての歯科治療の根底にあるもの、それは……”

歯科にはさまざまな治療法があるが、それらの基礎となる部分が歯周基本治療である。歯周組織検査、TBI、必要であればスケーリング・ルートプレーニング、そして再評価という流れである。

う蝕治療が主訴の場合、患者の希望もあるため、まず応急処置は必要であろう。その後、歯周基本治療を通して口腔内の衛生状態を改善し、患者とのラポール（信頼関係）を構築して、患者教育を進める。ここまでしっかり行ってから、はじめて『よい』治療ができるようになる。

歯周基本治療を通して患者自身の口腔内への興味や関心が増えることで、補綴物への愛着も湧き、「大事にしよう」という気持ちが生まれるはずだ。また、保険外治療への移行が増えたり、メインテナンス率の増加も期待できたりする。歯科医師が一方的に治療を進めてセットした補綴物では、こうはいかない。

主訴の部分を見るのはもちろんのことだが、少し引いた状態で全体を見渡す習慣をつけて欲しい。

歯だけ見て口の中全体を見ていないと、後で後悔するかもよ。

MISSION 30

すべての道はデンチャーに通ず

“義歯製作がキャリアを決める(ただし35年前の話)”

歯科医師の経験値が増えてくれば、修復やエンド、つまり一歯単位の治療はそこそこ自信がついてくるはずだ。そこから先は、少し長期的に見て診断しなければならないペリオ、インプラント、そして義歯あたりがテーマとなるだろう。

私が新卒だった35年前は、義歯ができるかどうかでキャリアが大きく異なる時代だった。今では考えられないが、60歳以上の患者であれば、口腔内を見るまでもなく部分床義歯もしくは全部床義歯装着者だった。

当時はどんな義歯がいい義歯なのかわからないまま、必死に義歯製作していた。先輩からは「いい義歯は、可動粘膜に干渉することなく咬合圧を分散して受けて安定する、なるべく面積が広い義歯だ」と言われた。たしかにそれは正しい。適切なデンチャースペースに入ってくれれば、舌や頬粘膜で押さえてくれるので、非常に安定した義歯になる。しかし、当時はまだ適切なデンチャースペースを見抜く力がなかったため、面積が広い義歯に執着してしまった。だから患者にはなかなか受け入れてもらえなかった。「大きいから違和感があるだろうな」程度にしか思っていなかった私に、患者はさらに別の不満を訴えた。噛んだら痛い、出し入れのたびに痛む、舌を動かすと痛い……。義歯調整で来院した患者の痛みの主訴を言われるがままに調整していくと、何度も来院してもらうことになった。そして患者も少しうんざりしたような顔つきになって、「この若造が！」と思われているんだろうな、という状況になった。

若いなりに当時考えてみたところ、私の作った大きい義歯を患者が受け入れるには多くの条件が必要ということがわかった。患者が義歯に慣

患者によって顎堤の形態はさまざまである

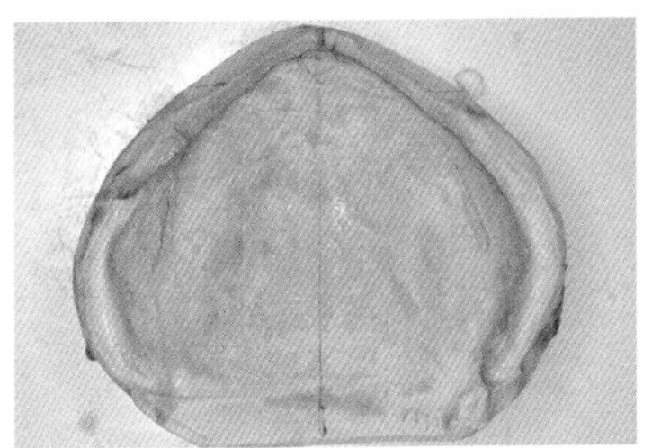

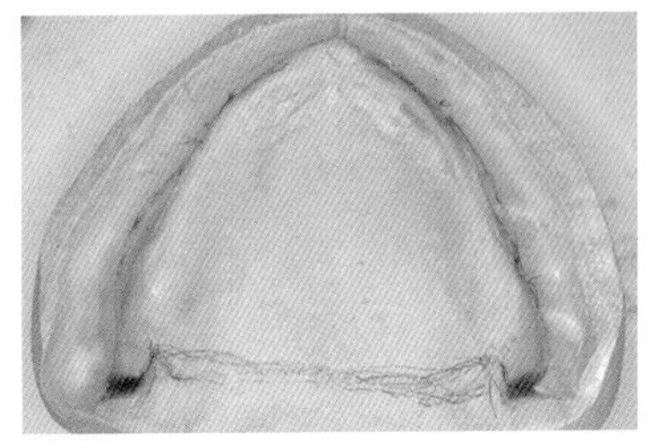

●患者それぞれで異なる口腔内状況だけに、理想的なゴールへの道程も異なる。

れている、嘔吐反射がない、骨に大きなアンダーカットがない、顎が大きい、あまり太っていない、などだ。

“私は Angle II 級”

「犬歯誘導が理想」と講習会で聞くたびに、Angle II 級の私は（特に前歯の接触もないので）落ち込んだものだった。しかし、「皆が理想的な義歯を受け入れられるわけではない」という、当時有名な臨床家の先生の話を聞いてストンと腑に落ちた。理想とされる咬合関係や前歯の見えかたは教科書や正書で学ぶが、では皆が皆その咬合や前歯の見えかたにすることが正しいとは言い切れない。なぜなら、患者それぞれで骨格、咬合力、顎骨の大きさや形、口唇の厚みや被りかたが違うからだ。理想を押しつけるのではなく、患者それぞれの中で理想的なゴールを模索することが一番大事であることを、私は義歯から学んだのである。

咬合再構成にあたっては、咬合平面の決めかたなど義歯から学ぶことは非常に多い。審美も最初は義歯から出発することが多いだろう。つまり義歯治療は、次のステップである全顎的な治療の登竜門なのである。義歯治療、あなどるなかれ、である。

MISSION 31 プロビジョナルでは歯周組織と咬合、そして審美性を評価せよ

“プロビジョナルレストレーションで評価すべきこと”

TeC（temporary crown）は歯髄保護や機能的、審美的回復などを目的として用いられる暫間的な歯冠修復物であるのに対し、プロビジョナルレストレーション（provisional restoration）は最終的な歯冠修復物をシミュレーションしたものである。

プロビジョナルレストレーション装着後の評価項目は、

①マージンと歯周組織との関係

②咬合状態

③審美性

④メインテナビリティー（清掃しやすい形態）

⑤発音

などがあげられるが、ビギナーのうちは特に①②③を注意して評価してほしい。この段階で気を抜くと、これまでの努力はすべて水疱に帰してしまうからだ。

“評価ポイント①マージンと歯周組織との関係”

マージンからの立ち上がりと膨らみを「クラウンカウントゥア」という。この膨らみを滑らかにすることで､歯肉の立ち上がりをサポートし、歯周組織に侵襲のない自然な環境をつくることができる。

歯周基本治療でどんなに歯肉の炎症をコントロールしても、そして歯肉を傷つけないように丁寧な支台歯形成をしたとしても、クラウンカウントゥアを考えていなければ歯周組織に炎症が生じ、歯肉退縮なども起

こってくる。特に再治療で、元々が縁下形成である歯に関しては、それがより顕著になる。そのような事態を回避するために、マージンからの立ち上がりと膨らみにこだわってほしい。

“評価ポイント②咬合状態”

いくら君がフェイスボーで上顎歯列とコンダイルの位置関係を咬合器に移しとり、チェックバイトで顆路角を仮に決めたとしても、最終的な補綴物の犬歯・前歯のガイド角は、最終的に使った人（患者）が決める。多分、天然歯より少しゆるい角度を与えることになるだろう。それでも、

- 患者が違和感を訴えることはないか
- 顎関節症状は出ないか
- 異常な咬耗やプロビジョナルレストレーションの破折が起きないか

を確認できるまで、じっくり時間をかけて調節と検証をしてほしい。

そしてそれが上手くいったと確証が得られたら、そのプロビジョナルレストレーションと同じ形態の最終補綴物を製作するよう、歯科技工士に指示をする。最終補綴物は、十分にプロビジョナルレストレーションで検証された咬合のコピーであるべきだ。

“評価ポイント③審美性”

パッと見がきれいなプロビジョナルレストレーションが入ると、患者も一安心するだろう。きれいな一面が際立ち、はやく最終補綴物を入れたいとワクワクする人が多い。術者にとっては評価ポイント①と②が重要だが、患者からすると③のほうが優先順位は高い。

どんなに理想的なクラウンカウントゥアと咬合状態を構築したとしても、その形態が患者に受け入れられなければ元も子もない。審美性が高く為害性ない補綴物を、この段階で見定めよう。

評価ポイント①マージンと歯周組織との関係の例

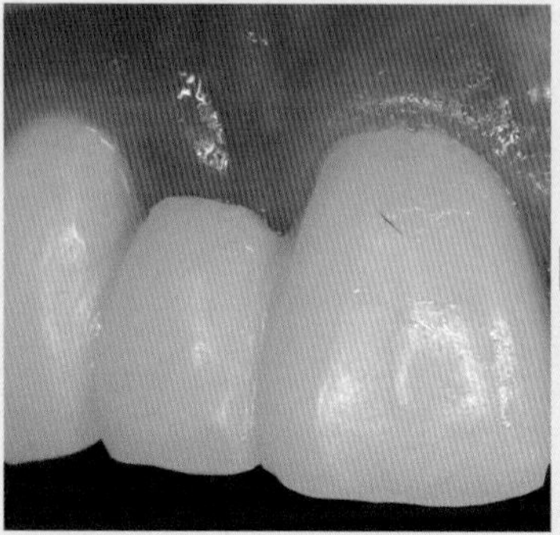

●右側中切歯のプロビジョナルレストレーション。まだクラウンカントゥアを調整しておらず、歯肉に炎症が残っていることがわかる。

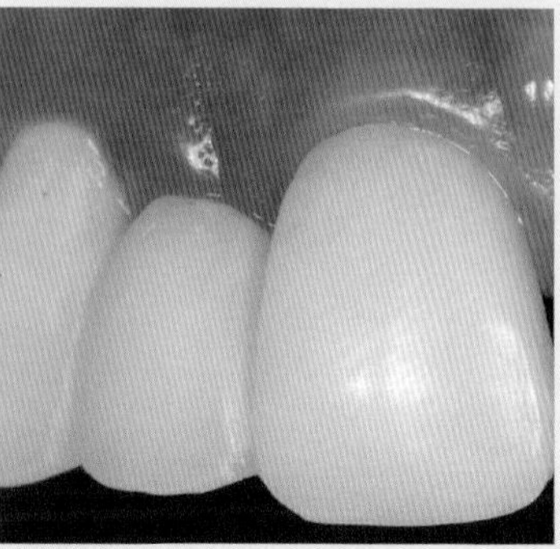

●クラウンカントゥア調整後の状態。歯肉の炎症も引き、張りが見られる。

評価ポイント②咬合状態の例

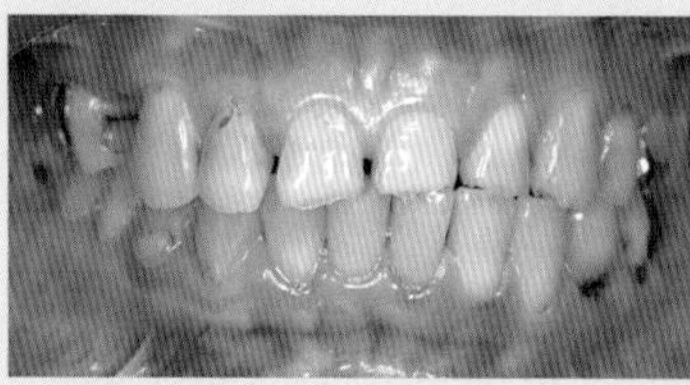

❶左側の咬耗に伴い、左側の咬合高径が低下している。

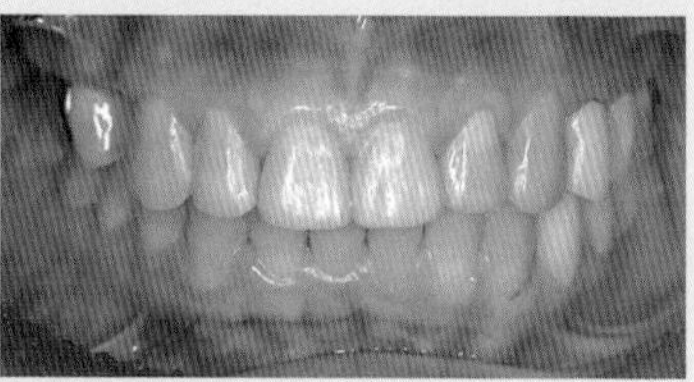

❷CR マウントにて左側の咬合高径を適正な位置に挙上。前歯のクリアランスが確保できたので、その部分を CR にて修復した。

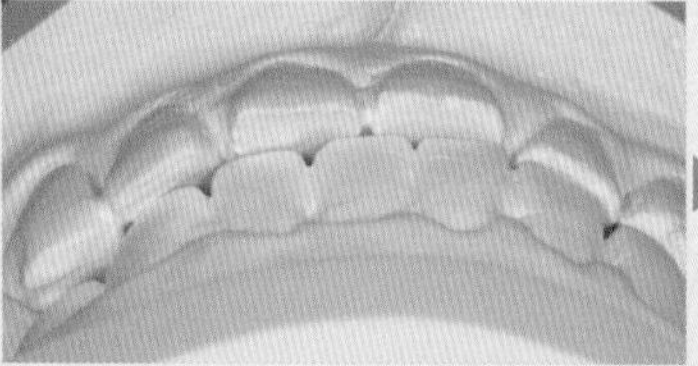

❸初診来院時の上下顎のカップリングの状態。

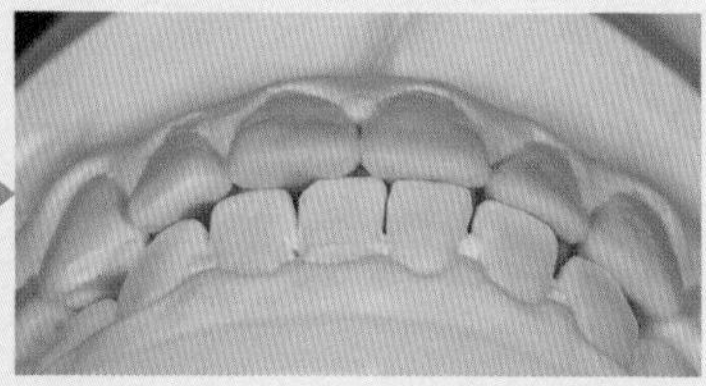

❹ワックスアップにて、クリアランスを確認した状態。

評価ポイント③審美性の例

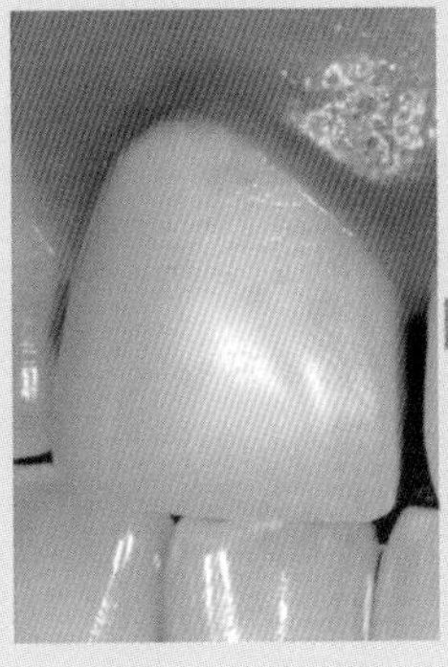

●中切歯のマージンにメタル色が透過している。また、歯肉に炎症も確認できる。

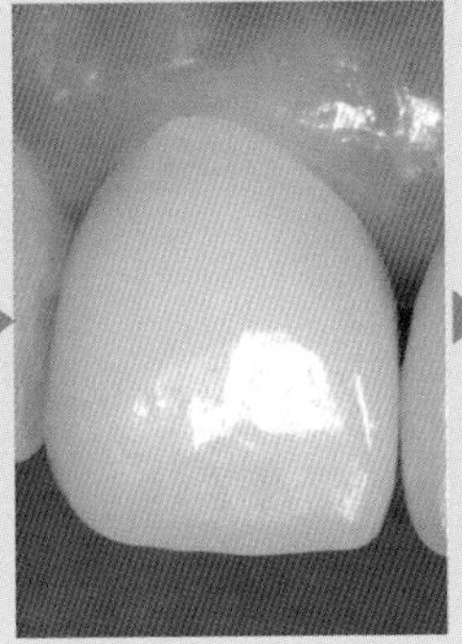

●プロビジョナルレストレーションに置き換え、形態を模索する。

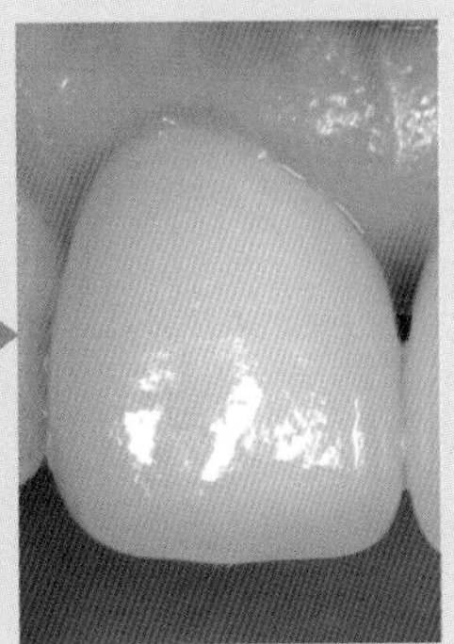

●最終補綴物装着時の状態。マージン付近のメタル色は消え、歯肉の炎症も収まっている。

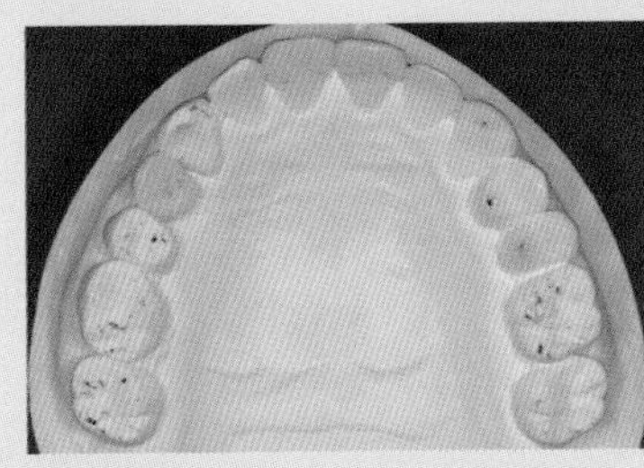

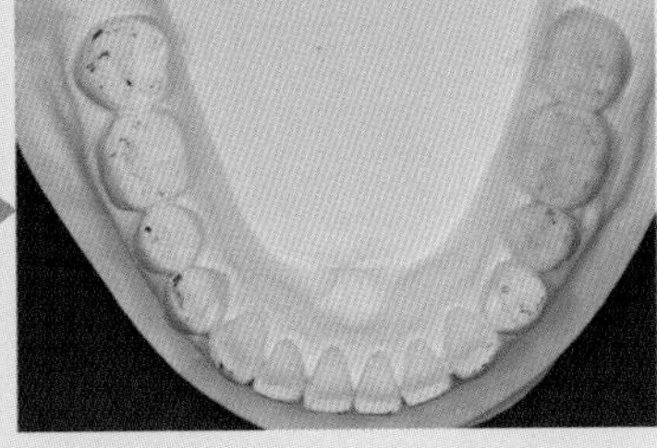

❺ワックスアップ時の咬合状態。

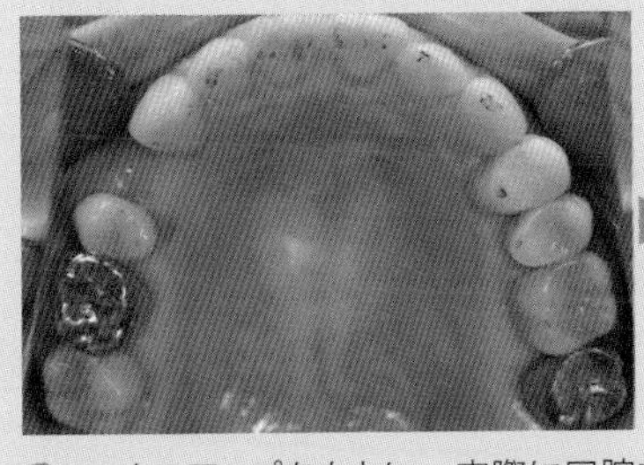

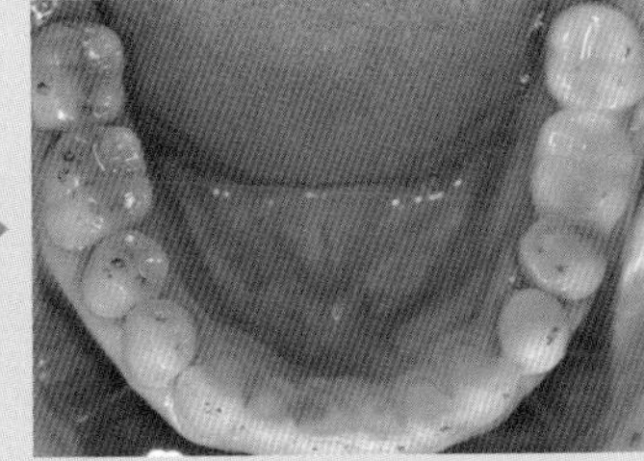

❻ワックスアップをもとに、実際に口腔内にプロビジョナルレストレーションとCRを用いて咬合接触を再現した状態。

MISSION 32 補綴治療は「引き算の美学」

“「やり直し」を避けるために私がしたこと”

私は患者の少ない歯科医院に５年間勤務した。そこではコスト削減はマストだった。まずは技工料。当時、前装冠と義歯以外はほぼすべて、形成、印象、模型製作、ワックスアップ、埋没、鋳造、調整、研磨、セットに至るまでの全工程を１人でこなした。

ここまで１人でするとなると、やり直しだけは絶対に避けたい。補綴物が無調整もしくはそれに近い状態で収まるには、多くの要素がある。パラレルが取れた適正な軸面形成、適正な歯肉圧排、剛性のある各個トレー、精度の高い印象材、印象材のフローと濡れのよさ、印象トレーの固定、印象材が固まるまで口腔内から絶対に目を離さない――。これらを徹底した。

調整なしで補綴物が患者の口腔内に収まった時の「達成感」、これは欲しいものを買うためにコツコツ貯金し、溜まったお金でついに購入できた瞬間の「高揚感」に似ていると気がついた。

“誤差を減らすには何を引けばいいのかを考える”

水泳を頑張った人ならわかるだろうが、競泳の記録にマグレはない。腕力・脚力を最高に高めたら、あとは水の抵抗を限りなく減らしていく引き算の競技といえる。精密補綴を実現するために上記のように各工程における誤差を最小限にしようとする努力は、競泳選手が私たちの見えない水中で水の抵抗を必死に減らしていることに酷似している。補綴治療とは、いわば誤差の『引き算の美学』の治療なのだ。

補綴治療の誤差を生じさせる原因の最たるものは、やはり形成の不備であろう。ビギナーのうちは、まずは形成のスキルを高めることに集中し、この形成由来の誤差を「引き算」したい。

ワタナベ歯科では、全歯科医師の保険治療を含む全症例の印象後の模型を、私が拡大鏡を使って厳しく評価している。また、私の休日に出た症例については、毎週火曜日の診療開始前に医局のスクリーンに投影し、全歯科医師のいる前で私が評価する『火曜形成チェック』なるものを設けている。ビギナーにとっては厳しい環境だが、そこまでしなければけっして形成スキルは向上しないのだ。

「この程度でいいだろう」という甘えは、大きなしっぺ返しとなって降り掛かってくる。誰が見ても「適正」と評価されるまでは、すべてのステップを先輩に見てもらうくらいの覚悟で臨んでほしい。

“時には慣習も疑え”

時間の読めないセット時の調整に30分かかるくらいなら、印象とバイトにしっかり15分かけたほうが、術者・患者のストレスははるかに軽い。これも引き算の発想である。

また欧米の歯科医院では、支台歯はもちろん対合歯まで、すべて使い捨てのプラスチックトレーでシリコーン連合印象をしている。しかし日本では、アルジネート印象材と変形しやすい網トレーで対合歯の印象を歯科衛生士に採らせている。対合歯にも精密さは求められるべきではないだろうか？　精度の高い補綴物製作を求めるならば、最低でもリムロックトレー、できれば各個トレーを使うべきだろう。「みんなそれでやっているから」と、受け身で思考停止してはいけない。

このような「誤差を排除していく努力」は、目には見えてこない努力である。しかし、患者は必ずその努力を理解し評価してくれる。「私が通っている歯科医院は、やり直しもなく時間どおりに終わらせてくれる」と。

One Point Column

君はいま何合目？

大学卒業以来、他の歯科医院に勤務している同級生と話をしたりSNSしたりして、多かれ少なかれ情報交換をしていることだろう。クラスのイケイケ男子のなかには「俺もうインプラント植えたぜぇ！」とか自慢する輩も出ているのではないだろうか。

しかし、そんな言葉に惑わされる必要はこれっぽっちもない。なぜなら、その彼が植えたインプラントはプロに評価されていないからだ。できる人間に幾重にも評価され、皆が認めてからはじめてできたと胸を張って言える。歯科治療とはそういった部類のものだ。

補綴治療の大家である寺西邦彦先生（東京都港区開業）は、『**歯科臨床五段活用**』という名言をよく講演などで話される。

聞くと、見るとは大違い
見ると、やるとは大違い
やると、できるは大違い
できると、できたは大違い
できたと、できているとは大違い

登山に例えると、今君たちは何合目あたりにいるだろうか？歯科の臨床は手先の技術であることから、訓練が必要だ。評価を得て、腐らず焦らずがんばっていこう。

CHAPTER ◉ 7

外科を
トレーニング中の
君たちへ

MISSION 33 外科処置での抑えどころは、たったの3つ

“どんな外科処置にも共通のこと”

一括りに「外科処置」といっても、歯科における外科処置はさまざまである。一般開業医の領域に限定しても、水平埋伏智歯に代表されるようないわゆるマクロサージェリーと、場合によってはマイクロスコープを駆使し緻密な作業が求められる審美領域における歯周外科とでは、難易度や術式、使用する器具も大きく異なる。

今後技術が身についてくると、歯科治療がおもしろくなってくるし、高度な処置にチャレンジしたくなるだろう。それは大いに結構なことだ。以下は、ワタナベ歯科に勤務した若い歯科医師に対し、私が外科処置のイロハを伝授する際に幾度となく伝えてきたことである。本書を手にした君たちも、ぜひ心に留めておいてほしい。

「どんな外科処置であろうと、抑えどころは切開・剝離・縫合である」。

“すばやくきれいな外科処置は患者を虜にする”

外科処置が上手ということは、「切開がきれいで、スムーズな剝離ができて、すばやく縫合することができる」と言い換えてしまってもいいかもしれない。ためらいのないきれいな切開は剝離のしやすさと縫合のしやすさに繫がるし、創がきれいであれば余計な出血を回避することができ、クリアな術野でその手術全体を円滑に進めることができる。あとは創面をぴったり合わせてスピーディに縫い合わせていくだけだ。短時間で終わる手術は、低侵襲に直結する。

術後、創に沿って縫合糸が等間隔に並んでいるだけで、患者が見ても

理想的な創面の例

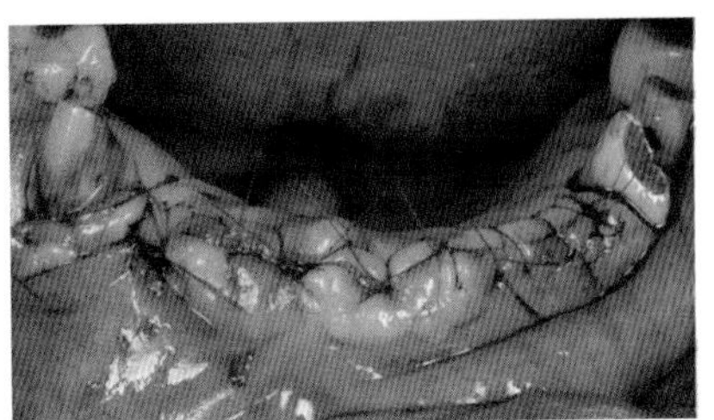

● 縫合後、両サイドのフラップが元に位置に戻り、創面どうしがピッタリ合っている。

どこを切ったのかわからない――こんな手術ができるようになれば、胸を張って外科処置を患者に勧めてもよいだろう。

患者が自分の口の中のきれいな創を見た時、「外科って聞いて気負っていたけど、思ったより早く終わったし、よかった」と喜んでくれたらどうだろうか。きっとその患者は、君のファンとなり、また歯科医院にとって生涯の患者となるだろう。

“君は 1 分間で 30 回縫合できるか?”

ワタナベ歯科では毎年、臨床研修医を対象に 2 日間豚顎を使ったインプラント埋入の基本実習を行っているが、1 日目は切開・剥離・縫合にあてている。ただし、この研修に参加するには条件がある。1 分間に 30 回の縫合を行うタイムトライアルをパスすることだ。

タイマーを手にじっと見ている指導医の前で縫合するというのは、顎模型を使った模擬テストであったとしても緊張するものだ。しかしこれをクリアできなければ、口腔内ですばやい縫合をすることはまず不可能だろう。口腔外でできないことは、口腔内では絶対にできないのだ。

現在の自分の実力を知るためにも、君も一度チャレンジしてみるといいだろう。

MISSION 34 MIは常識。しかしなんでもMIでいいわけではない

“MIを知っているか?”

歯科ではこれまで、科学技術の進歩に伴い、技術・器具・理論の進化が繰り返し行われてきた。私がおもにGPの治療を行っていた20年前の治療体系やコンセプトなどと比較すると、どの分野においても大きく異なるものばかりである。**MISSION 53**でも触れているように、歯科医師たるもの最新の情報に対する触手を常に伸ばして、それを患者に提供していかなくてはならない。

現在の歯科治療の主たる治療概念はMI（minimal intervention）である。これはFDI（国際歯科連盟）が提唱したもので、「いかにして患者への侵襲を減らすか」というものだ。君たちも何度か耳にしたことがあるだろう。重症化したう蝕が明らかに減少している現在、MIの概念はう蝕治療の基盤になっている。

“カッコつけて小さく切るな!”

「侵襲を減らすことが正義だ」ということに異論を唱えるつもりはないが、聞こえのよいこの言葉に無条件に傾倒しているだけではいけない。こと外科処置に関して言えば、MIにとらわれすぎるばかりに、結果的に侵襲を増やしてしまう本末転倒なビギナー歯科医師をたびたび目にしてきた。

たとえばフラップ手術においては、術野が大きければ大きいほど手術しやすい。フラップ手術成功のポイントは、「歯石を完全に取りきるための視野を確保できるかどうか」、これに尽きる。つまり、大きなフラッ

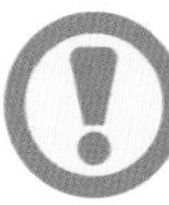

ビギナーこそ大きなフラップを採用せよ

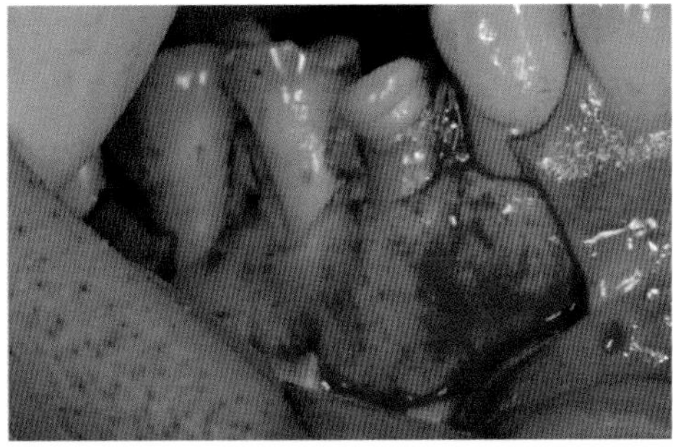

●フラップの例。大きいフラップは、広い術野の確保とスムーズな治療を可能にしてくれる。

プを開けたほうが成功する確率は高まる。経験の浅い歯科医師ならばなおさらだろう。

現実的に、センスのいい小さいフラップでは肉芽や歯石を完璧に取り切ることは不可能に等しい。小さな術野での作業は視野が狭く、局所に器具も到達させにくいため、とにかく時間がかかる。カッコつけて小さなフラップを開けて、ちまちまと歯石を取っているうちに予想以上に時間がかかってしまった……こんなフラップ手術は最悪である。こんな手術では、おそらく術後の腫れも大きくなるだろう。手術にかかる時間は生体侵襲に関わる大きな要素であることを理解すべきだ。また、時間が掛かるわ、その後腫れるわで、患者にとっての心象も最悪だろう。「はぁ。下手な先生だったな」という印象だけが残ってしまう。

熟練の歯科医師と臨床デビューしたての君たちとでは、同じフラップデザインで同じ成績を上げることはできない。自分の実力に見合った適正なフラップデザインを設定してほしい。

なお、けっして「無駄に大きく切れ」と言っているわけではない。

MISSION 35

怖がりのみが生き残り、成長する

“君も外科医の1人である”

海外の学会などで、演者の名前に D.D.S. という肩書きが添えられていることが多いが、何の略語か知っているだろうか？　これは Doctor of Dental Surgery の頭文字をとったもので、海外では一般的に歯科医師は surgeon ＝外科医という認識なのである。つまり君も外科医の 1 人になるわけだが、君は外科処置に対して少なからず苦手意識を持っていないだろうか？

外科処置に対して苦手意識を持つのはよいことではない。しかし、怖がるのはよいことだ。外科は一見、医者らしく楽しく見えるだろう。だが、ひとたびメスを握れば不可逆的な侵襲を与えてしまうことになる。その刃は自分にも突きつけられていると考えるべきだ。

もし君が外科処置に挑戦しようと考えるのであれば、まずは絶対に成功する症例から手を出すべきである。私がインプラントを始めた時、欠損のすべてがインプラントの適応症に見えた。しかし私の指導医は厳しく、「絶対に成功する症例、下手でも成功する症例からでなければ手を出すな」と言っていた。一度事故を起こすとトラウマになり、しばらく引きずってしまうからだ。

治療を成功させるにはいくつか条件がある。それらがすべてそろっていて、なおかつ誰でもできそうな術式でやってみて、まず一度成功体験を持つことが大事だ。そういった経験を積み重ねていくことで少しずつ一人前の外科医に近づいていく。

怖いもの知らずは成長できないし、やがて潰れる。怖がりのみが生き残り、成長するものである。

智歯抜歯、最初にチャレンジするのはどれ？

●ビギナーが最初にチャレンジすべき智歯抜歯は、Aのような症例である。歯と骨との境界が明瞭で、下顎管との距離もある。一方、Bの症例では根尖が肥大し、骨との癒着も見られ、下顎管と重複しているように見えることから、自分で抜歯を行うか慎重に考える必要がある。

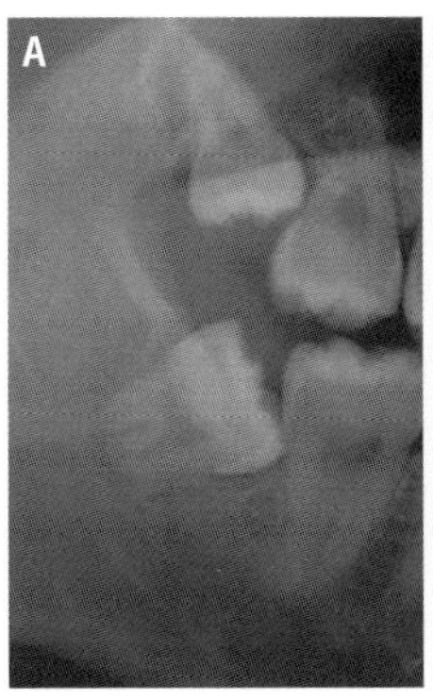

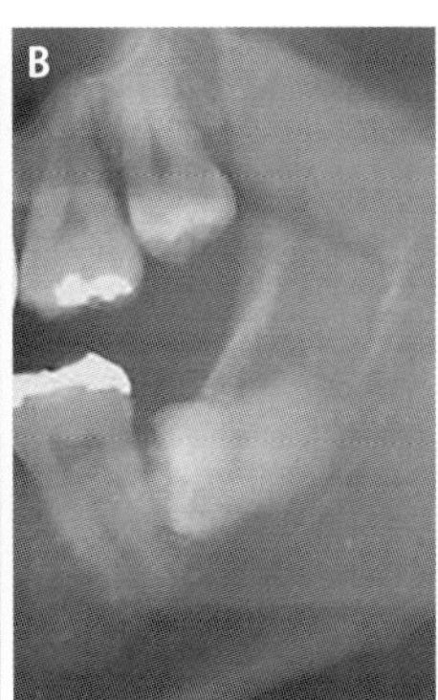

“ただアシストしているだけではダメ”

外科の世界では「鈎引き３年」と言われている。これは、「筋鈎を３年引いたら次の段階の外科処置をさせてもらえる」という意味ではない。「筋鈎を３年も引いていると、手術の流れを完全に読み切り、次あるいはその次に術者が何をしようとしているかを見切ることができる」、つまり「術者になれる」ということだ。

しかし、誰でも３年経てば術者になれるというわけではない。自分で手術するイメージを持たずにただ漠然とアシストしているようでは、何年たってもアシストのままだ。アシストであっても、口腔内の状態、CT画像、パノラマ画像などあらゆる情報を何度も確認し、頭の中で立体画像をイメージしながら臨むべきだ。その状態で鈎を引き続け、手術の流れを読み続けることで、はじめて術者と同じ目線になれる。

手術に臨む際、私の頭には縫合後の映像が浮かんでいる。「手術は始まる前に終わっている」のだ。もし君の頭にも同じ映像が浮かんだとしたら、その時が術者デビューする瞬間だろう。

MISSION 36 「切腹の作法」と「鬼手仏心」で挑む親知らず抜歯

“ワタナベ歯科で働くための3つの課題”

ワタナベ歯科で勤務を始める歯科医師は、たとえ過去にいかなる経歴、経験年数があったとしても、まずは『院内研修医』として指導医の下で治療を行う。その後、指導医のもとから独り立ちして、正式にワタナベ歯科の『院内独立医』となるために、課題を３つ与えている。

１つ目はフルマウスのケースを１人で行うこと（最終補綴物の製作以外で歯科技工士は介入しない）。診査・診断、治療計画、ワックスアップからプロビジョナルレストレーションの製作に至るまで、すべての工程を自分１人でこなさなければならない。

２つ目は慢性広範性歯周炎のケースを１人で行うこと（TBI などすべての工程で歯科衛生士は介入しない）。資料採得し、歯周治療のガイドラインに則って治療計画を立て、再評価後に改善が認められなければならない。

３つ目は、私の目の前で下顎埋伏智歯の抜歯を行うこと。私は GP がすべての埋伏智歯を抜けるようになることを要求していない。事前に CT を撮影した上で、下顎管の位置、根の湾曲、歯冠の埋伏度合いなどから、「これ以上難易度が高いものは専門医に任せる」という自分の限界ラインを引けるかどうか、これが重要である。

“埋伏智歯抜歯のポイント”

課題の１と２は、まだ君たちには高いハードルだろう。ここでは君たちも経験する可能性が高い３について、ポイントを伝えたい。

切腹のマナーは鉗子抜歯に通じる

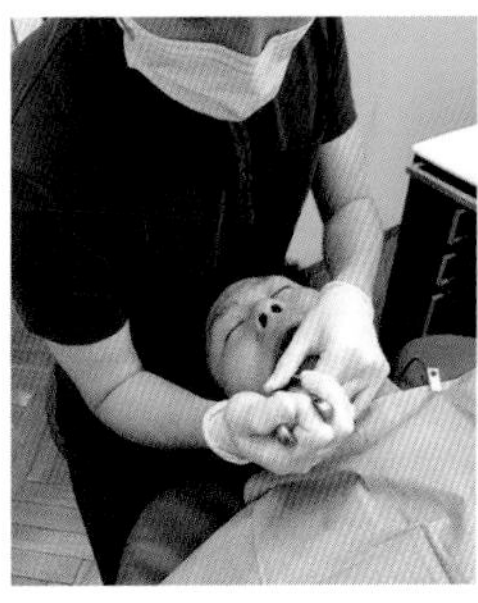

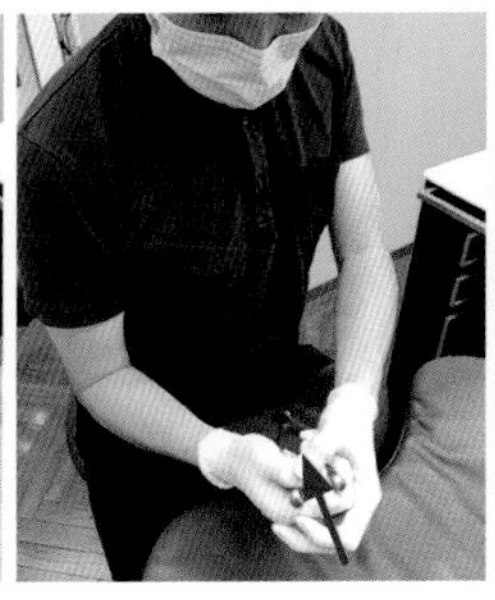

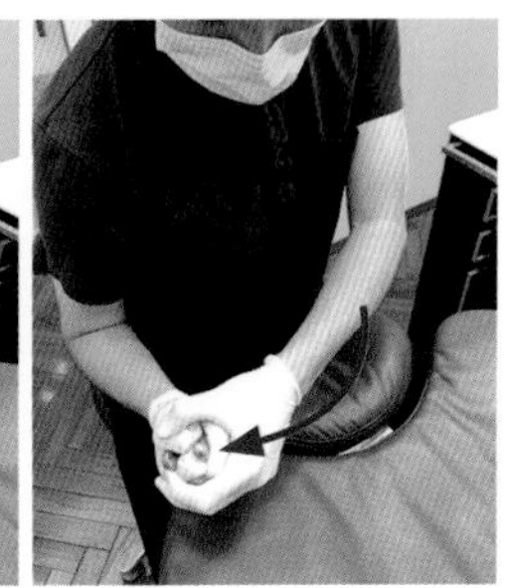

●切腹は、楽に早く死ぬために、下行大動脈めがけてなるべく深く短刀を刺し、右へ切り裂く。智歯抜歯も、鉗子でなるべく根尖に近いところをしっかりつかみ、外側遠心方向へ倒すように抜歯する。根尖は歯の萌出にともない遠心頬側にカーブしていることが多いからである。そのカーブに逆らわず、沿うように骨の薄い遠心頬側へ倒すように抜くのが極意だ。

まず姿勢。座位での抜歯は基本に則って言えばご法度である。万一手をすべらせ咽頭に歯が落下した時に、とっさに手が伸びない上、手の動きが制限されてしまい、一方向からのアプローチしかできない。抜歯は立位にて行うのが基本だ。

下顎とペアで抜歯する機会の多い上顎の８番。すでに頭を出している上顎智歯にヘーベルを使うと変に頬側アプローチとなり、脱臼が困難になる。したがって基本は鉗子抜歯である。鉗子抜歯のイメージは「切腹」の作法に通じる。いや、極意と言ってもよい。

そして、常に念頭に置いて欲しいのは「鬼手仏心」の精神。これは私の外科の師より教わった言葉である。手技自体は鬼のように豪胆で、一見残虐に見えるかもしれないが、そこには１秒でも早く終わらせて、患者の時間的侵襲を減らしたいというホスピタリティの思いが表裏一体であるということだ。研ぎ澄まされた外科医の感覚を実に端的に表しており、私は常にこの精神で抜歯に挑んでいる。

下顎智歯抜歯に挑む際は、このページをもう一度読んでおこう。

MISSION 37

偶発症予防の考え方

“常に最悪の場合を想定し、Plan B を持て！”

ある日サイナスリフトの手術をしていると、ビギナー歯科医師から「先生はサイナスからの出血で困ったことはありませんか？」という質問を受けた。

サイナスからの出血？と言われて、私自身が以前それを気にした時のことを思い出した。

それは、某インプラントメーカーの社長がインプラント治療で著名な歯科医師を紹介してくれるということがあり、都内に出向いた時だった。なかなか時間にその先生が来られないので、「どうかされたんですかね？」と社長にたずねたところ、社長は「あの先生はチャレンジングな手術をされるようで、この前も『サイナスからの出血が止まらなくて、患者と一緒に大学病院に付きそうから行けない』ということがあった」と言ったのだった。

あの先生でもそういうことがあるのか。ということは、自分にもそういうことがあるかもしれない——。

その先生の到着を待ちながら、もしもの時はどこに搬送しようかと考えを巡らせたのだった。

出血は偶発症の１つに過ぎない。出血しないように、考えられることはすべてやることが基本だ。もし出血したらどうするか？　これも考えられることをすべてやる。そして、それでもダメな場合を想定し、搬送方法も考える。このように、常に最悪なこと、つまり不測の事態が起きたことを想定し、Plan B を準備しておくことが大事だ。

埋伏智歯抜歯時の手術計画ノート

●はじめて埋伏智歯を抜歯する研修医が書いた手術計画ノートの一部。イメージできるように図式化するとよい（次ページに他の手術計画ノート例を掲載したので、あわせて参照のこと）。

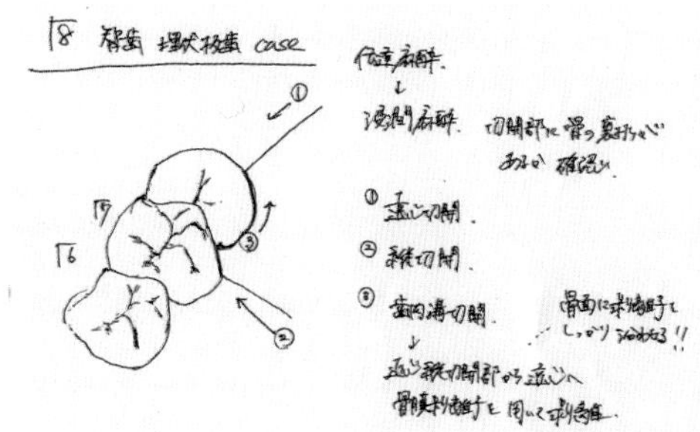

“臆病になりなさい”

外科処置時に、私が何も考えずにいきなりメスを入れていると思ったら大間違いだ。術前のパノラマエックス線写真とCTを見た瞬間に、頭のなかで起こりうる最悪の事態の画像が猛烈な勢いで流れる（**MISSION 03参照**）。そこには言語はない。

こういったことは、まだ経験値の浅い歯科医師には不可能だ。経験を積み、先の展望が見えてくるようになるまでは、外科処置時に注意すべきこと、起こりうることを言葉とスケッチでノートに書き出すことが大切だ。そして、確実な外科処置を考えて実行する。

もっとも大事なことは、常に自分の限界のラインを引くことだ。ここまでは自分でやれるけれど、ここからは人に任せる――。その判断が大切だ。自分でできないことは恥ではなく、むしろ臆病なくらいがちょうどいい。ベテラン歯科医師も、難症例では専門医の力を借りることがある。

何度もやるうちに、自分ができる範囲のラインは広がっていくだろう。しかし、限界のラインが消えることはない。過信することなく、常に己を省みることが大事である。

インプラント周囲への歯肉移植術の手術計画ノート

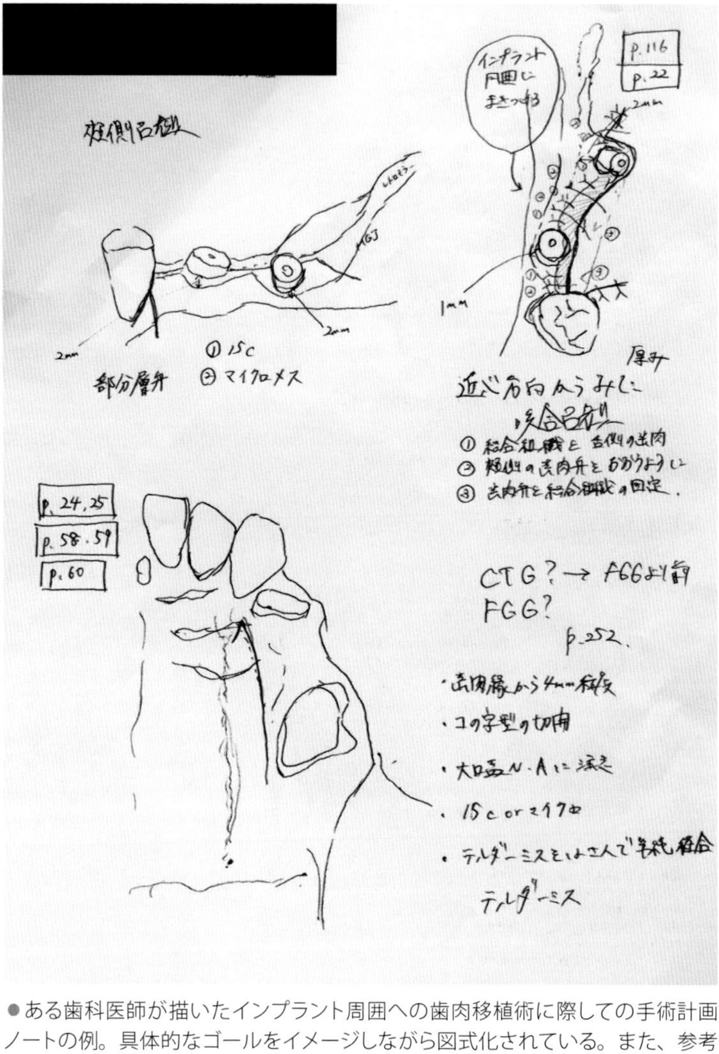

頬側面観

MGJ

2mm

2mm

① 15C
② マイクロメス

部分層弁

インプラント周囲にまきつける

p.116
p.22

2mm

1mm

厚み

近心方向からみて

咬合面観

① 結合組織と舌側の歯肉
② 頬側の歯肉弁をおおうように
③ 歯肉弁を結合組織の固定.

p.24,25
p.58.59
p.60

CTG? → FGGより前
FGG?

p.252.

・歯肉縁から4mm程度
・コの字型の切開
・大口蓋N.Aに注意
・15c or マイクロ
・テルダーミスをはさんで縫合

テルダーミス

●ある歯科医師が描いたインプラント周囲への歯肉移植術に際しての手術計画ノートの例。具体的なゴールをイメージしながら図式化されている。また、参考にした書籍のページナンバーも記載することで、手術前にすぐに再確認できる。

CHAPTER ◉ 8
コンサルテーション上達へのアドバイス

MISSION 38
問診は『つかみ』

“いまだに歯科医院は「行きたくない場所」である”

患者は自分の話を聞いてほしい。「むし歯が痛くて」「歯ぐきが腫れてきて」「歯並びが気になって」など、いろいろな悩みがあって患者は歯科医院に来ていることを、まず知らなければならない。歯科医師にとっては職場だが、患者からすれば行く必要がなければ行きたくない場所、それが歯科医院だ。特に歯科医院といえば「痛い」「怖い」など、残念ながらいまだにネガティブなイメージが蔓延しているのも事実。歯のことで困ってはいるけど、なかなか重い腰が上がらない、という人は少なくない。

そんな中、「このままではさすがにまずい」と思い、患者はいよいよ来院する。「きっと痛いんだろうな」「怖い先生じゃないといいな」「先生になんて言えばいいんだろう」——それはもう、歯科医院に来る前からドキドキなのである。

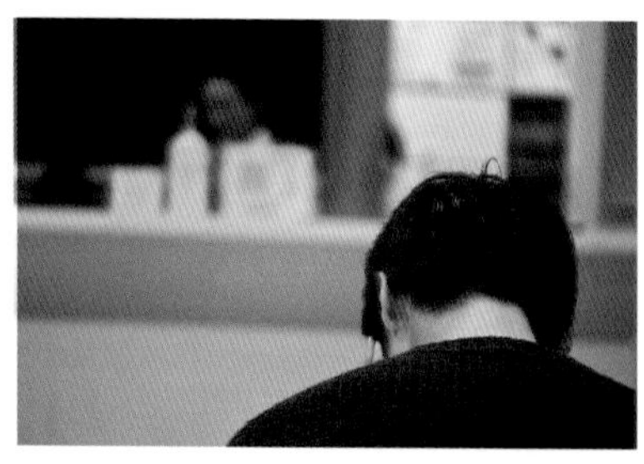
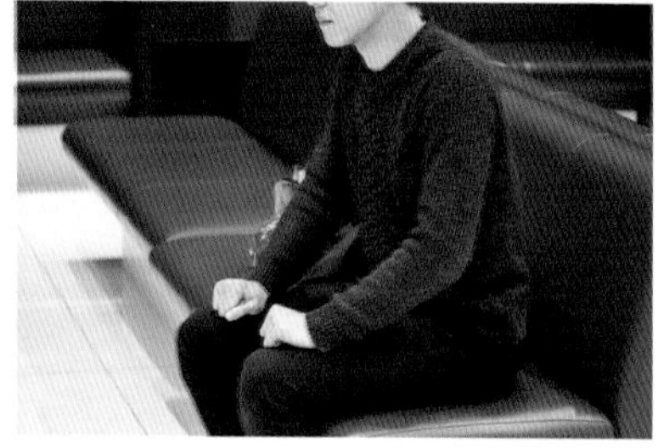

●受付や待合室、誘導時の患者のようすを確認する習慣を持ちたい。痛みを堪えていたり、緊張でこわばっていることもある。まずは患者に安心感を与えることが大切である。

“君の『つかみ』はOKか?”

問診票を書いて受付に出し、患者はしばし不安な時間を過ごす。そしてとうとう名前が呼ばれた。診察室で待っていた歯科医師は、なにやら先程書いた問診票を見ている。さあ、このあと歯科医師がどちらのアプローチをしてくれたら、患者は嬉しいだろうか。

A：くるっとこちらへ振り返り一言「こんにちは。治療を担当いたします○○です。本日はどうされましたか？」

B：問診票を見ながら一言「じゃあ、とりあえずエックス線写真を撮ってきてください」

どうだろう。患者はこれから歯科医師に自分の身を委ねなければならないのである。それも、今までまったく知らなかった赤の他人に、だ。そんな相手が、自分の顔も見ずに作業のような問診をしてきたらどう感じるだろうか。そう、問診とは『つかみ』なのだ。

“一言目は影響力を持っている”

問診が終われば、チェアを倒して視診に入る。この時点ですでに、「あー、この先生に診られるの嫌だな。そもそもこっち見ないし、テキトーな感じ」と思わせてしまうのか、それとも、「不安だったけど、話をしっかり聞いてもらえた。この先生ならまかせて安心かも」と思ってもらえるのか——この差は実に大きい。一言目とは、それほどの影響力を持っているのである。問診＝現病歴の聴取ができればいい、のではない。患者と歯科医師との大事なファーストコンタクトでもあるのだ。人は、良くも悪くも第一印象を覆すのは難しい。ならば、はじめに好印象をつかんでおきたいところである。

さあ、まずは患者と向かい合って、じっくり悩みを聞いてあげることから始めようではないか。それだけで『つかみ』は十分である。むし歯が病院に来ているわけではない。むし歯を治してほしい患者が来ているのだから。

MISSION 39

話上手は聞き上手

“患者いろいろ。主訴もいろいろ。”

ワタナベ歯科では夜間救急対応を行っていることもあって、事故による歯の脱臼や口唇の裂創、顎関節の脱臼などの患者のほか、「痛みに耐えて、よくがんばった！」と逆に讃えたくなるほどの一瞬目を疑うような口腔内の患者が激痛で来院することも日常茶飯事である。

一方、通常診療の時間帯には、女優が載った雑誌の切り抜きの拡大コピーを持参し、「笑った時に、これとまったく同じ長さだけ前歯が見えるように治療してもらいたいの。色もまったく同じにしたいの」というマダムも来院する。

そのほか、審美性はまったく問わずLongevity（長持ち）のみを重視する患者や、とにかく自分の歯が削られることに強い抵抗のある患者、なかには「歯なんかにお金をかけたくない」と言う患者もいる。

“患者が話しやすい雰囲気を作り出せ”

患者には、はっきりものを言う人もいれば、寡黙でつかみどころのない人もいる。また、当然ながら年齢も性別もバラバラで、さらに細かいニーズは１人１人異なるものだ。こういった多種多様な患者が出すサインを、医療面接の限られた時間のなかで読み取る観察力と洞察力が、私たち歯科医師には求められている。

医療面接にはさまざまなテクニックがあるが、まずは患者のエピソードを共感しながらじっくり聞くことで、患者自身が話しやすい雰囲気を作り出すことが最初の第一歩である。こうすることで信頼が生まれ、こ

医療面接時の位置関係

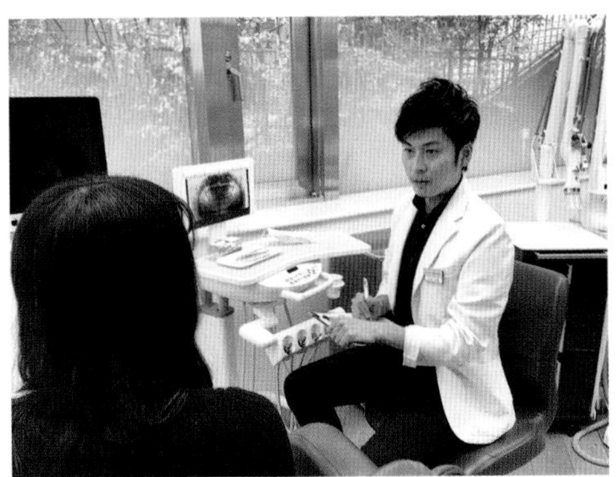

●医療面接時は、患者の後ろや横からではなく、正面にまわって向き合うようにし、目を合わせることが大事。患者を大切な人に置き換え、共感しながらじっくり患者のエピソードを聞き取る。

ちらの話す内容も受け入れてもらいやすくなる。

“患者を大切な人に置き換えてみよう”

「目の前の患者が、もし自分の家族ならどうするか」――これは私のモットーであり、常に考えて治療に臨んでいることだ。もしも家族が患者なら、より痛くなく、長持ちして、審美的でよく噛める方法を考えるだろう。

私事で恐縮だが、卒後１年目に当時つきあっていた妻のインレー治療をしたことがある。スタモを採り、まず患歯のスケッチを咬合面・頬側・口蓋側から行い、インレー形成のデザインを描き込んだ。窩底のデザインもだ。「咬合接触点からマージンを避ける」など細かくコメントを入れながら、休日にデザインしたことを覚えている。このインレーは、35 年経った今も妻の口腔内で機能している。

君も、自分の家族、または恋人を治療するつもりで診療にあたってほしい。

MISSION 40

人気者の歯医者の秘密

“腕のいい歯科医師は説明上手”

「腕のいい歯科医師とは？」といった質問をされると、我々は「きっちり根管充填できる人」、「きれいに支台歯形成できる人」といったところにばかり目がいってしまう。しかし、患者はそれを見て「この先生、信頼できる」と思っているのだろうか。

患者から、「前にかかっていた歯医者は、なんだか治療が長くてね、下手くそだったんですよ」といったことを言われることがある。「治療のためにいつまでも歯科医院に通っていたい」という患者はまれだろう。ゆえに治療期間が短いことに越したことはない。しかし、治療のクオリティを上げようと思うと時間がかかるのも事実。歯科医師から見て「丁寧な治療だな」と思っても、患者から下手くそと思われてしまっては悲しい。

たしかに、来る日も来る日も「では治療の続きをしていきましょう」だけでは患者のモチベーションを保つことはできない。日々の診療の前後にある程度の時間を設け、患者と治療ゴールを再確認し、「この治療をしっかり行うためには時間がかかる」、「今はどの段階にいるのか」ということを認識してもらうことが大切である。先の例の患者に対し、前医はこのような配慮が足りなかったのかもしれない。

患者は、「症状が治まったかどうか」くらいしかわからない人が大多数だ。そして、一度治療したらもう悪くならないと思っている人も多い。「再治療しなくてすむようなよい治療結果を提供するには時間がかかる」ということを理解してもらおう。

患者に好かれる要素の例

【清潔さ】
- こぎれいで、明るい
- 口臭、体臭がない

【立ち居・振る舞い】
- 姿勢がよい
- 目を見て話してくれる

【話しかた】
- 細かな声かけ
- 話すときはマスクを外す
- 声のトーンは低めで、スピードはゆっくり
- 声がはっきりよく通る

“雰囲気も、君の評価を左右する”

評判のいいイタリアンのお店は、その外観を見るや「なんだかよさそうなお店だな」と思ってしまう。そしていい香りがするお店に入って、感じのいい店員さんがオーダーを取りにきて、ちょうどいいタイミングで料理が運ばれてきたりすると、ここまでの印象だけで料理の評価にだいぶ加点してしまうのが人というものだ。一流の食材を使用し、難しい調理法を用いて仕上げられた料理でも、汚ない店内で不愛想な店員が持ってきたら幻滅である。それを食べる場所や環境によって、実際の味としての評価は大きく分かれるのが現実だ。

これは歯科医院でも同じである。たとえば説明時の声のトーン。早口でペラペラ話すよりも、落ち着いた声で一言ずつゆっくり話そう。そうすることで「きちんと説明してくれて、熱心に治療してくれた」と満足してもらえるだろう。

歯科医師ならば、治療の技術向上に励むのは当たり前である。しかし、たまには患者目線に立ってみよう。患者の大半は歯科業界の人ではない。むし歯が不安で病院に来ている患者が「この先生に出会えてよかった」と思えるような立ち振る舞いを、君はできているだろうか。

MISSION 41 『丁寧なコミュニケーション』の落とし穴

“「させていただきます」は不信感の素”

多くのビギナー歯科医師を指導していて気になるのは、妙に敬語を多用しているところだ。

- 今回もエックス線写真を撮らさせていただきたいのですが、よろしいでしょうか
- それでは申し訳ありませんが、型を取らさせていただきます

こういった言葉に違和感を感じなかったら、君もイマドキの歯科医師かもしれない。

病気を治すために必要な検査なら「させていただく」必要はない。体調を崩して内科を受診した時に、そんなことを言われたことはあるだろうか。上述の例ならば、

- エックス線写真撮影をいたします
- 型取りをいたします

で十分である。

下手にへりくだった言葉が続くと、患者は「本当に必要なものなの？」「お金のためにやってるのか？」と不信に思う可能性がある。患者は、この医師に「治させてあげよう」なんて思ってはいない。「治してほしい」のだ。

“笑顔は最後までとっておく”

患者と話す時、無愛想はよくない。無表情で元気のない若者が自分の担当医だったら、君だって嫌だろう。しかし、だからといってニコニコ

気を使いすぎて言いがちな、恥ずかしい言い回し

- **まずはこの痛い歯を抜いてあげてですね……、**
  ➡まずこの歯を抜歯いたします。
- **残念ですが、神経をとらさせていただいて……、**
  ➡歯の中の神経の治療が必要になります。
- **白い歯になりますと、大体10万円くらいいただく形になりますね。**
  ➡セラミックの被せ物は、歯１本あたり税込 10 万 8 千円です。
- **いつがいいですか？　あー、その日も申し訳ありませんがお休みをいただいておりまして……。**
  ➡次回は○○日もしくは△△日はいかがですか？

しているのも問題だ。

痛いむし歯を治してほしくて来院した患者に対し、若い歯科医師がずっとニコニコと笑顔で「あらら、そうですかぁ。へぇ、なるほどですねぇ」とたどたどしく問診を続けてきたらどうだろうか。ずっと痛みを抱えてきて少しイライラしているなか、そうしたヘラヘラした口調の若い歯科医師に対応されては信用する気にもならない。友人がつらい体験を吐露しているにも関わらずニコニコ笑顔で対応したりしたら、だれもが君を「人でなし」と評するだろう。それと同じだ。

表情にも TPO がある。治療中の歯科医師なら、笑顔を見せるのは「ここぞ」という時だけで十分だ。そのタイミングは、治療が終わってユニットを起こしたあと。患者の緊張が抜けてホッとした瞬間、担当医から笑顔で、「お疲れさまでした」というひと言があると、患者は安心する。こんなやりとりが笑顔の使いどころであり、患者の親しみやすさに繋がることを覚えておこう。

MISSION 42

問診は『かきかえ』で臨め！

“受け入れられないものは受け入れない それが人というもの”

問診は、患者の立場になって行うべきである。この時に留意しておきたい言葉がある。それは『かきかえ』だ。

これは、『解釈』『期待』『感情』『影響』の頭文字を並べたものである。患者が、来院することになった病気をどう解釈し、歯科医院に何を期待し、どういった感情を持ち、その病気がその患者の生活にどういう影響を持っているかを認識しながら問診をしなさい、ということだ。具体例を1つあげよう。

「奥歯がちょっと腫れたから、歯医者さんでお掃除してもらって、薬をもらえばよくなるだろう」

こんな程度の気持ちで来院した患者に対し、深刻な状態で抜歯が必要であり、その後の治療はインプラントが最適だと話したとしよう。これは患者にとっては悪夢に近く、いきなり言われてすんなり受け入れられるわけがない。どんなに歯科医学的に正しい診断と理想的な治療計画であっても、『かきかえ』を踏み外していると受けれてもらうことは難しいのだ。

問診結果を書き換えるのは違法行為だが、患者を第一優先に考えるこの『かきかえ』は、良質な医療を円滑に進めるためにも必要不可欠である。

“「急がば回れ」は役に立つ”

患者が自分の口腔内の症状をどう理解（解釈）していて、医院に何を期待しているかをよく聞いてから、治療ゴールの設定と治療計画を立案

患者の認識状況によって変わるアプローチ法

認識していない場合のステップ

①応急処置の内容と説明
②今後起こりうる問題点の説明
③症状が落ち着いたら「今後のことを詳しくお話ししましょう」

認識している場合のステップ

①「検査をしてみましょう」と伝え、資料採得
②治療計画の提案

する。

歯科医学的に理想と思われる治療ゴールが患者の考えと大きく異なる場合は、1クッションか2クッション置くべきある。当日は応急処置などに留め、「後日CTで骨の状態を診る」と説明するもよし、口腔内写真や模型など資料採得して次回詳しい話をするなど、患者の感情や日常生活への影響を考慮した落とし所へ持っていくことが大事である。

また、こちらの説明をすぐ理解してその場で決断できる患者は少ない。相手に考える時間を与えるべきである。現在の状態を患者の立場になって説明し、ゆっくり考えてもらい、納得してもらう。少し時間を与えることで、患者も冷静になって自分の状態について把握することが可能になり、こちらの提案を真剣に考えるようになる。

このようなプロセスを経ることで、歯科医師側の一方的な診断や治療ではなく、患者の理解を得た、寄り添った歯科医療を行っていくことができる。若いうちは大きな症例、複雑な症例に早くチャレンジしたいと思いがちだが、患者から感謝される歯科医療をコツコツと積み上げていくほうが価値があることを理解したい。

MISSION 43

100の言葉よりも1枚の写真

“患者は自分自身のことをよく知らない”

「あなたの口の中ってどうなってるか知ってますか？」この質問を患者に投げかけたとしよう。「いつだか忘れましたが、昔むし歯で銀歯を詰めてもらいました」「前歯をぶつけて差し歯です」など、なんとなく過去の治療歴を答える人が多いだろう。しかし、修復物の周囲が清掃不良になっていることや、歯肉が下がり歯根が露出しているところなど、現在の口腔内の状態を的確にわかっている人は少ない。つまり、患者の多くは自分の口の中をくわしく知らない。というか、見たくても見えないのである。

だから我々は口腔内写真の撮影を行うのである。当院ではマイカメラを持ち、チェアサイドにそれを常においておくことで、必要な時にいつでも口腔内写真を撮影し、大きなスクリーンに表示して、実際にそれを患者に見てもらうことにしている。「え、これ私の口の中ですか？」そんなリアクションをする患者もいる。そのくらい患者は自分のことなのによく知らないのだ。

“ビジュアル化の効果は大きい”

撮影した口腔内写真を使って、患者が自身の口腔内に興味を示したら、「つかみはOK」。そこからが我々の腕の見せどころである。この口腔内写真を用いて、歯科ならではの専門的な情報を伝えていこう。たとえば、解剖学的な構造物に始まり、口腔内の清掃状態、現在入っている修復物および補綴物の状態などだ。しかし、ここでの最大の任務は患者自身の

こんな写真を患者に見せよう　その1

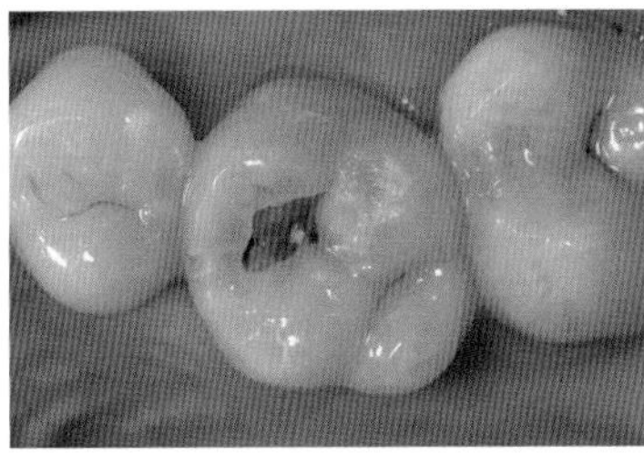

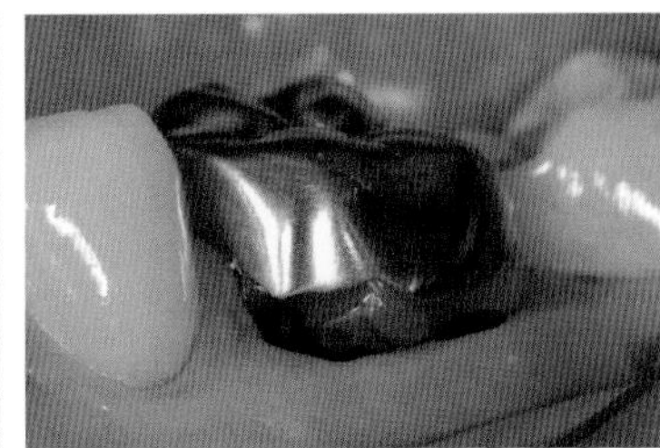

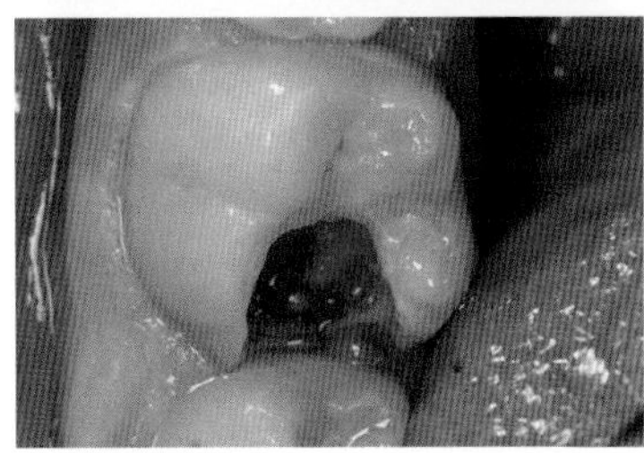

●患者に処置の必要性を理解してもらうために、う蝕の部位を写真撮影し、実際に見てもらう。う蝕検知液にて染まったところを見せるのもいいだろう。手鏡を用いて説明するよりも見やすく、説得力がある。

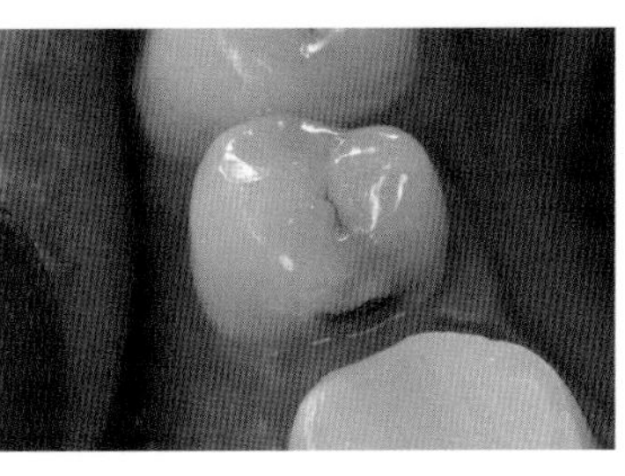

●特に遠心の隣接面は、患者からはまったく見えない。こういった写真を見せることで、歯間清掃の重要性の理解につなげることができる。

口腔内への意識を向上させることである。「もっと気をつけて歯磨きしないと！」「フロスや歯間ブラシを使ってみようかな」はもとより、「歯並びも気になるから、これを機に矯正治療も考えようかな」といった思いが湧き出るように伝えるべきである。このように患者のモチベーションが向上すれば、お互いにとってメリットしか生まれない。世に言うwin-win なのだ。

モチベーションの高い患者に TBI を行えば、理解も早くそれを実行に移す可能性も高い。患者自身でしっかり歯磨きができるようになれば、我々が来院の度に行うスケーリングやポリッシングなどよりはるかに予防効果は高い。たとえば大人のう蝕は、多くの場合、隣接面う蝕か二次う蝕だろう。歯周病もまず隣接部から始まる。「隣接部を制する者は人生を制す」――これはけっして過言ではないと思う。隣接部に意識を向けて清掃できれば、歯科の２大疾患であるう蝕と歯周炎の魔の手から逃れることができるのだから。

“1枚の写真が納得を引き出す”

もし、今ある修復物や補綴物の適合に問題があるならば、改善策を考え、再治療すべきである。しかし、これをどう患者に伝えるかが難しい。たとえば「修復物と歯のあいだに隙間があったため、その部分に汚れが蓄積してむし歯になった」と口頭のみで再治療の必要性を伝えたとしよう。それで納得してくれる患者は相当物わかりがいい。君だったらどうだろうか？　それが値のはる自費の補綴物であったりすると、再治療に素直に応じることは少ないと思う。

筆者らは、こういうタイミングこそ対象部分のビジュアル化、つまり口腔内写真を見せて説明すべきであると考えている。その部分に明らかなギャップが認められたり汚れが付着していたら、それを目のあたりにして納得するであろう。納得は「ぜひお願いします」の言葉となり、信頼関係もここで構築できるかもしれない。

“歯科医師には説明する義務がある”

ビジュアル化しながら説明すると、患者から「この先どうすればむし歯にならずにすみますか？」といった質問が出てくる。質問には丁寧に回答し、再治療の少ない治療オプションや予防管理の方法を説明すべきである。

「忙しいのに、そんなに説明の時間なんて取れないよ。たかが二次う

こんな写真を患者に見せよう　その２

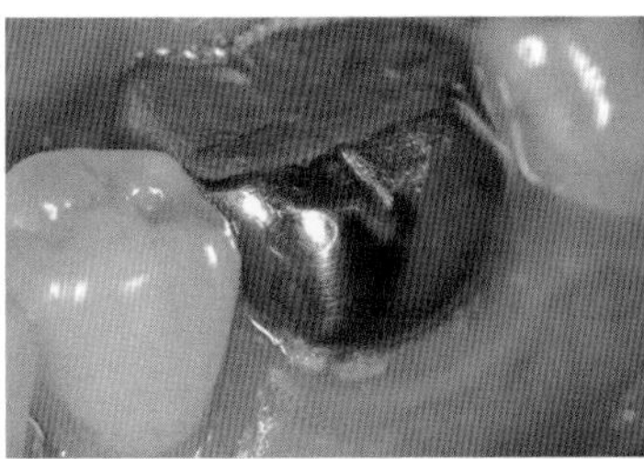

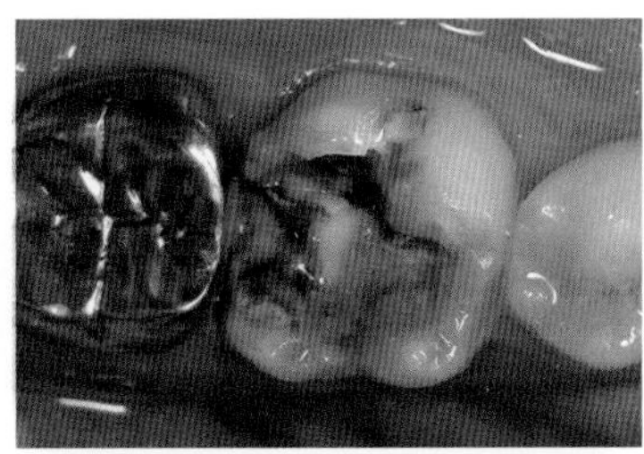

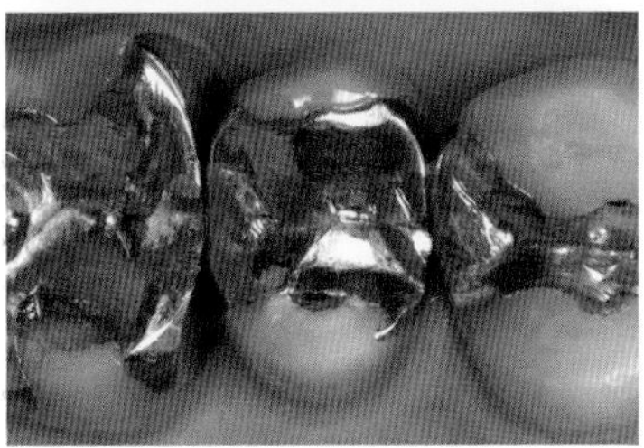

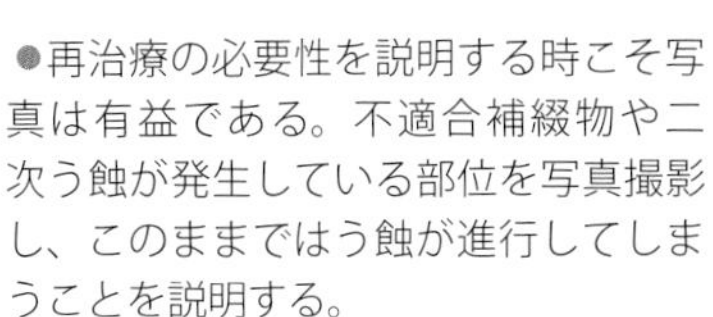

●再治療の必要性を説明する時こそ写真は有益である。不適合補綴物や二次う蝕が発生している部位を写真撮影し、このままではう蝕が進行してしまうことを説明する。

蝕くらい、パッと再修復すればいいじゃないか」——もしそう思った人がいたとしたら、それは歯科医師として、また医療人として失格だ。どんな治療であっても、歯科医師は治療方法の意図や根拠を説明する義務があることを忘れてはいけない。

再治療の少ない治療を選択するかどうかは患者次第。治療方法の決定権は患者にある。だからこそ口腔内写真を使い、丁寧に説明して患者に納得してもらい、より質の高い治療を選んでもらうのだ。これは結果として再治療を減らし、自分の歯を長く使う、つまり患者の生活を豊かにすることにつながる。言い換えると、君がこういった説明を放棄すれば患者は不幸になる可能性があるのだ。

MISSION 44

はじめて治療計画を立案する君へ

“いよいよ一口腔単位の治療がはじまる”

はじめは先輩の見学をしているだけだった君も、トレーニングが進むにつれて徐々にできる内容が増えてきたことであろう。なかにはインプラントの埋入をする強者もいるかもしれない。そうすると仕事が楽しくなってくるし、歯科医師として自信もついてきたのではないだろうか。しかし歯科医師としてはまだ半人前、いや、ようやくスタートラインに立っただけかもしれない。シェフで例えるなら、１品１品の料理がなんとか作れるようになっただけ。一流を目指すのであれば、コース料理を１から自分で創作する必要がある。

単歯の治療がある程度板についてきたら、次に待っているのは一口腔単位での治療計画である。１人の患者を指導医から配当されて、いよいよ君自身が担当医となる。

“治療計画立案までのながれ”

まずは患者が今回何を求めて歯科医院に来たのか、主訴は治療計画を立てる上での主軸になる。そのために患者に寄り添って、じっくりと話を聞くことから始める。大きな治療が必要な患者ほど、私たちに訴えかけたいことは必然的に多いはずだ。次に、現状を私たちが正確に判断するための資料が必要であるが、これは同時に患者自身にも見せることから、わかりやすいものでなければいけない。その資料をもとに診査・診断を行うが、「診断」とは「あなたは重度の歯周病です」と病名を決めるだけではない。これまでのエピソードと採取した資料から、なぜこう

治療計画立案までの流れ　その１

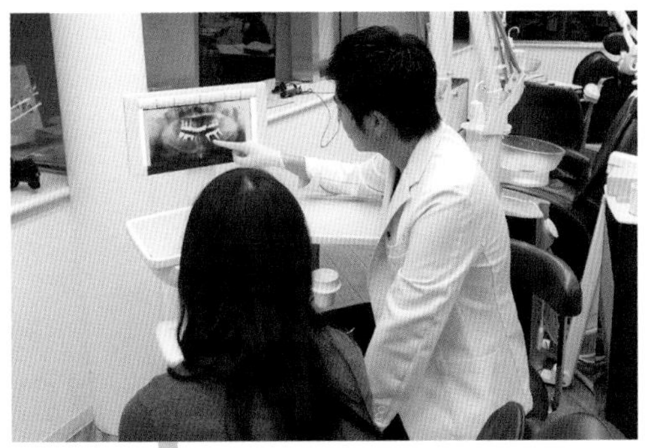

●まずは主訴をしっかり把握し、患者の話をじっくりと聞くことから始まる。

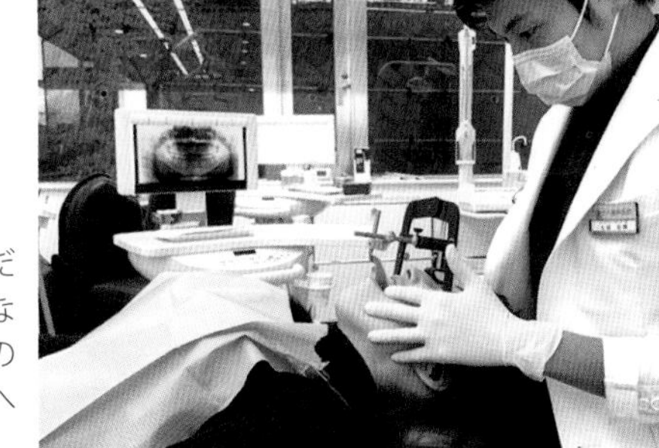

●資料採得では、ただ黙々と検査するのではなく、どういう目的でこの検査をするのか、患者への説明も大切。

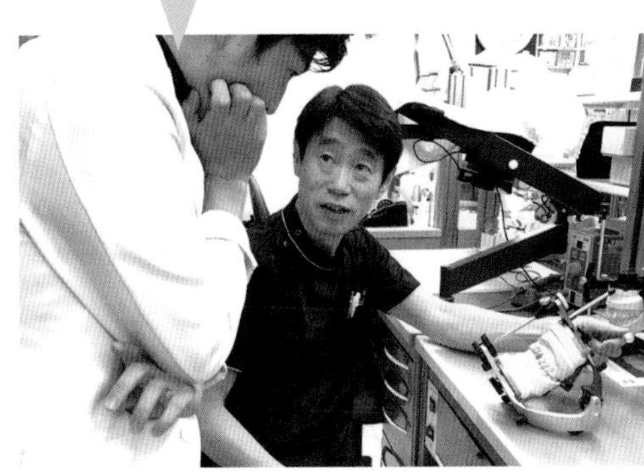

●診査・診断。重要な行程である。困った時は、歯科技工士や先輩に相談しよう。

次ページに続く

なったのかを細かく分析する工程である。原因を究明せずに成された治療は、また同じ結果を生むこととなる。そしていよいよ治療ゴールを決定し計画を立案する。エビデンスに則った学術的な理想のゴールが、すべての患者にとって理想とは限らないことを忘れてはいけない。性別、年齢、全身状態、治療費、期間、仕事上の理由など、さまざまな観点から、その人にふさわしい計画を立案する必要がある。最終的に立てた計画をまとめたら、いよいよ患者にプレゼンテーションだ。

いかがだろう。「治療計画立案」といってもさまざまなエッセンスが詰まっており、一筋縄ではいかないことが、なんとなくわかってもらえたのではないだろうか。

“君は最初のチャンスを活かすことができるか?”

「主訴を正確に読み取り、その患者にふさわしい治療のゴールを決め、立案した計画を患者によりわかりやすく提案する」――この工程こそが、一連の治療のなかで患者からの信頼を得る最初にして最大のチャンスである。また、これまで受けてきた他院での治療とは一味も二味も違うことをアピールすることができる絶好の機会でもある。一方、このプロセスを踏み外してしまうと、スタートから歯科医師と患者のあいだにギャップが生まれてしまう。そのわずかなボタンの掛け違いが、以降続く治療のなかで段々と不信感に変わってしまうこともある。

そもそも全顎治療のような大きなケースでは、このコンサルテーションで患者に納得してもらい、「治療を受けたい」と思わせることができなければ、シビアな患者ならセカンドオピニオンを求め転院し、治療自体がスタートしないかもしれない。歯科医師として、人間としてのセンスが問われる難しく非常に重要なステップであることを認識しておきたい。

治療計画立案までの流れ　その２

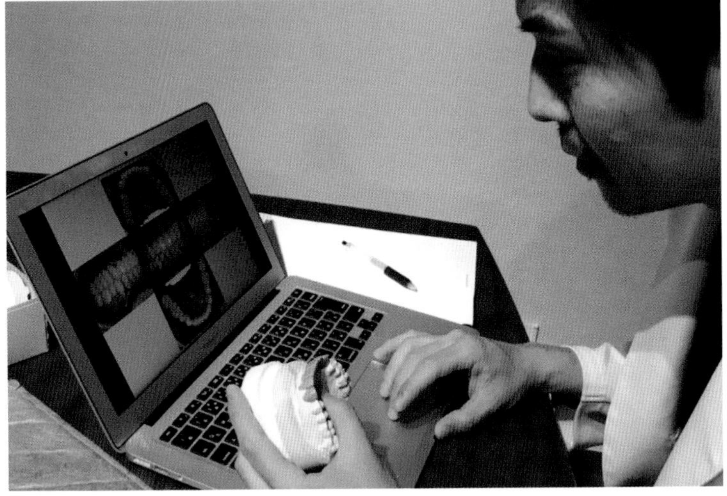

●患者説明用の資料準備。Keynote や PowerPoint などでプレゼンテーションを作るとわかりやすい。

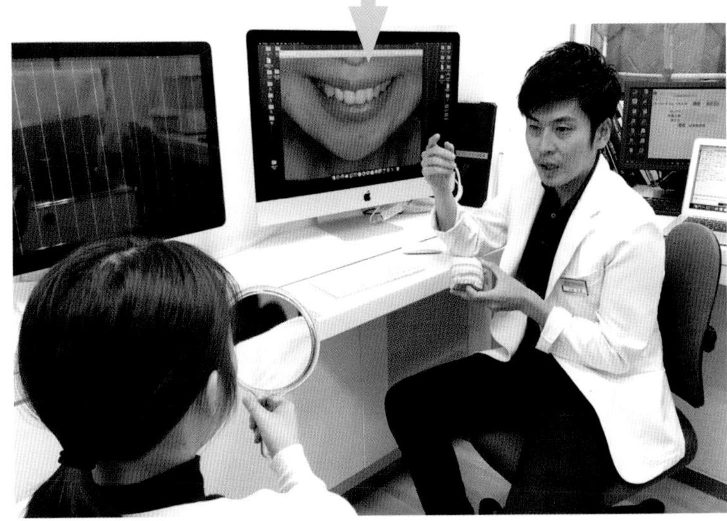

●コンサルテーション。ここでいかにわかりやすく伝えるかが重要。

MISSION 45 君の治療プランはキラキラしているか？

“一生モノだから……”

「彼女にプロポーズしたいけど、どんな指輪がいいかなぁ」
「あの子、あの指輪が欲しいって言ってたよ。10万円くらいだね」
――世の男子はこれを聞いて、「ちょっと値は張るけど頑張ろう！」と思うものである。キラキラした指輪は、女性なら誰しも憧れるもの。ことさら婚約指輪ともなれば数千円で済まされることなどないだろう。なぜなら一生モノだからだ。だから男子も頑張れる。

「自分の歯」だって一生モノ。婚約指輪と歯を同列に扱うことに違和感を感じる人もいるかもしれないが、どちらも一生モノであることには変わらない。私たちは、その価値をもっと伝えていかなければならない。

“患者は歯の価値、治療の価値を知らない”

歯科治療だって、長持ちさせるためにこだわったよいものならば値が張って当然。しかし、残念ながら患者はその価値がわからないのが現状だ。

指輪なら、ブランド、見た目、素材など、客から見ても違いがわかりやすく、自分はどれが欲しいのか考えやすい。しかし歯科治療に関しては、患者はいくつかのプランがあることを知らず、また選べることができることを知らない。そしてなによりも、宝石店と違って患者は必要がないのなら歯科医院には行きたくないし、考えることもない。

だからこそ患者に治療計画を説明する際は、ただ材料と治療費の違いを説明するだけに留まらず、その価値の違いをしっかり説明すべきだ。

治療計画の伝えかたの秘訣

- 患者と向き合い、ゆっくり話し合う。場所はユニット以外でもよい（相談ルームなど）。
- 口腔内写真、スマイル時の口もとの写真を見せながら説明し、問題点を明確にする。
- 全顎治療になる場合は、ワックスアップも見せながら説明し、治療後のイメージを伝える。
- 治療期間や治療費は、いくつかのプラン（松・竹・梅）を用意する。

オススメの治療計画をうまく伝えられなければ、患者は早く終わる安い治療プランを選ぶに決まっている。

“伝えかたにもノウハウがある”

店頭で売られている商品とは異なり、ベストな選択肢は個々の患者によって違う。その患者にとってのベストはどれなのか、まずはそれを明確にしてあげよう。選択肢が多すぎると、逆に決断できないものである。藁をもつかむ思いで来院した患者にとって、親身になって話を聞いてくれ、しっかり検査してくれる先生が提案してくれる治療計画は、頼もしくキラキラ輝いて見えることだろう。この「キラキラ感」が大事である。

松・竹・梅も活用してみるとよい。鰻屋では竹を選ぶのが日本人の心だ。一番オススメしたいプランを真ん中に持ってきて説明しよう。

君はこれから必死に勉強して、練習して、どんどんいい治療ができるようになっていくことと信じている。しかしそのスキルを患者に還元するためには、説明のしかたも工夫していかなければならない。君なら、どうやって治療の価値を患者に伝える？

MISSION 46

数字をうまく使える人は説明上手

“数字があると納得しやすい”

雑誌やインターネットを見ている時、数字が出てくると思わず目が止まってしまうことはないだろうか。

- ○○している人は全体の○○パーセント
- ○○は売れ筋ランキング第○位！

このように話の中に数字が出てくると「へえ、そうなんだ」と納得し、また記憶に残るものである。実はこれ、患者への説明や指導においても同じ効果がある。

我々は患者に病状、治療内容などをわかりやすく伝えなければならない。しかし、患者が納得するまでの道のりはそれなりに厳しいのが現実である。そんな時に「根拠ある数字」を用いて説明すると、患者は思いのほか納得することが多い。いくつか例を挙げよう。

“「60%しか…」「97%も…」”

たとえばTBI。「歯磨きにはデンタルフロスも使ってください」と指導することが何度もあるだろう。患者は「まあ、そうだよな」と思うかもしれないが、心に響いているかどうかは疑問である。そんな時、「歯ブラシだけでは全体の60%しか汚れは取れていません。あなたが100点のブラッシングをしても、残りの40%の磨き残しがむし歯を進行させてしまうかもしれません。デンタルフロス、歯間ブラシ、タフトブラシも使って完璧なブラッシングを目指しましょう」[1)]と説明したらどうだろうか。この説明だと、きっと60%という数字が頭に残り、歯ブ

成功率の説明はリスクマネジメントにもなる

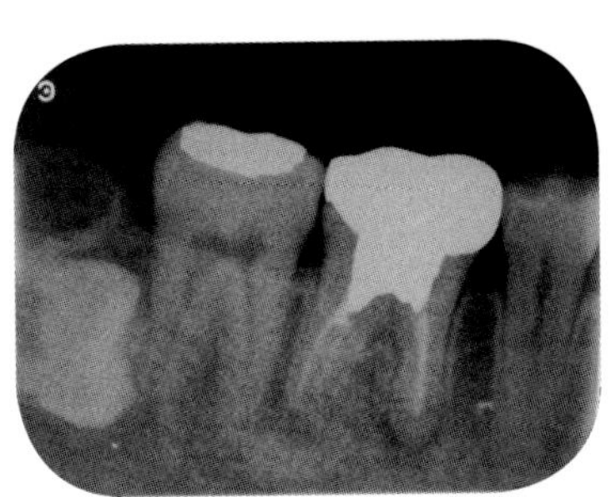

●病変のある再根管治療の成功率は70%前後とされている[3]。難症例と想定される場合は成功率について説明を行い、患者に治療するかしないかの選択をしてもらったり、説明不足による術後トラブルの防止に繋げるとよい。

ラシだけでは足りないのだという認識を持ちやすいだろう。

また、治療法による患者満足度なども数字で表現するといいだろう。各学会が公表しているデータを引用することで、信憑性も増すはずだ。「インプラント学会の調査によると、インプラントを埋入した患者さんのうち、97.6%が満足していると回答しています」[2]。インプラントに対するネガティブな印象が強いだけに、こういった情報は患者にインプラントの価値を考えてもらう大きなチャンスとなる。

“脱・ダラダラ説明”

患者に予防や治療についての理解を深めてもらうことはとても重要なことである。特に、プラークコントロールが悪い、欠損歯がある患者ではなおさらだ。そうなると、歯科医師にはそれを上手に伝えるスキルが必要となってくる。この「数字を使う」方法も、物事を相手に伝える工夫の１つだ。

患者への説明時は、「どうすれば患者の心に響くか」を常に考えながら話してほしい。ダラダラした説明は、いつまでたっても患者理解にはつながらないのだ。

MISSION 47

長年通っている患者だからこそすべき『質問』

“その『NP』は信頼に足る情報か？”

今日、私は歯周病患者の水平埋伏抜歯を依頼された。年齢は 47 歳。ワタナベ歯科に 30 代から通っている、いつも作業着で来院する小太りの男性だ。この患者のカルテの摘要欄には NP（not particular 特記事項なし）と書いてあった。しかし、私は必ず術前に問診を行う。

「血圧とか異常はありませんか？　何か病院でもらった薬を飲んでませんか？」

すると患者は、「いっぱい飲んでいます。胸が痛くなったら、舌の下にシュッとするスプレーも持ってます」といって 6 種類の薬とニトロのスプレーを見せてくれた。彼の既往は、NP どころか糖尿病、高コレステロール血症、高血圧、狭心症だった。

想像してみよう。汗だくになって油にまみれるような力仕事をしていれば、昼飯にラーメンライスや唐揚げを食べて力をつけたくもなるだろう。当然塩分過剰、カロリー過剰になる。それを何年も続けているわけだ。たしかにはじめて来院した 30 代は何の問題もなかっただろう。しかしそれから 10 年、彼にもいろいろあったのだ。体型だって変わったはず。血液データの数値も、昔は健康でも 50 近くになれば何かしら悪化する。人間は年をとる生き物なのだ。

「木を見て森を見ず」――これは「小さいことにとらわれて大きな流れを読めていない」という意味だ。つまり「歯を見て人を診ず」では歯科医師として失格だ。

年齢が上がるほど薬の服用者は増加する

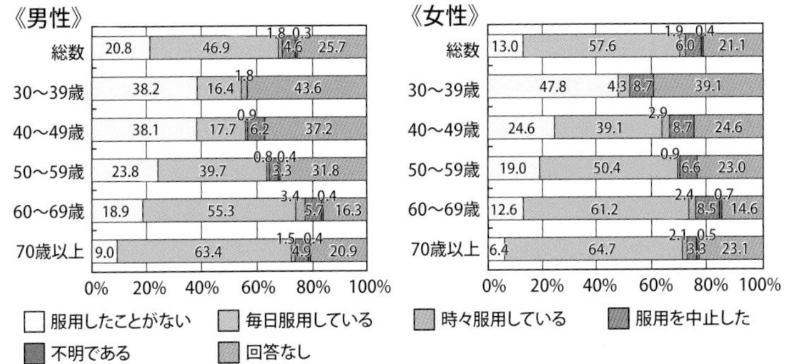

●性・年齢階級別にみた高血圧既往者の降圧薬服用状況（平成 12 年第 5 次循環器疾患基礎調査[1)]より引用改変)。

“最初の挨拶に加えるべき一言”

カルテの一号用紙は常にアップデートする必要がある。特に長年通っている患者であればなおさらだ。患者は、自営業か無職でなければ何らかの健康診断を組織から義務づけられている。そこに引っかかれば医科を受診させられるわけだ。だから問診に十分な時間を取れないときは、上述のような質問をするといいだろう。「いつも担当している患者なのに、全身疾患のことを急に質問すると変に思われるのでは？」もしそう思い躊躇してしまうならば、こう質問すればよい。

- 飲んでいるお薬に変わりはありませんか？
- どこか定期的にかかっている病院はありますか？

「○○さんこんにちは。今日は○○の治療しますが、最近飲み始めた薬などはありませんか？」と最初の挨拶に加えてもいいだろう。とにかく声をかける。それが再初診、特に長く通っている患者との付き合いかたの基本だ。

One Point Column

抜歯宣告は死刑宣告と同じ

歯科医師にとって「抜歯」は日常治療の１つでしかないが、患者にとっては何十年も付き合った大切な歯であり、抜歯宣告は「死刑宣告」と同じくらいショッキングなことであることを認識しておきたい。

「受け入れられない診断」を受け入れる患者の心理プロセスは、米国で成功した精神科医であるキューブラー・ロスによる「死を受け入れる５段階モデル」で考えると理解しやすいだろう。この５段階モデルはとても有名で、映画や海外ドラマの悲しい別れのシーンのセリフに使われることもある。

「死」を「抜歯」に置き換えて説明すると、以下のようになる。

【否認】 「自分の歯が抜歯だって？　嘘だろ」という段階
【怒り】 「なぜ自分の歯を抜歯しなけりゃならないんだ？」という怒りを、周囲の人や歯科医師にぶつける段階
【取引】 なんとか抜歯しないですむように取引をしようとする段階。何かにすがろうとする。がんであれば代替医療に賭けてみるなど。
【抑うつ】 なにもできなくなる段階
【受容】 最終的に抜歯を受け入れる段階。ここまでくると、抜歯後の治療を冷静に話し合うことができる。

この受容までの時間は、人により、また状態により異なる。最終治療計画を伝えるタイミングを知るために、患者とよくコミュニケーションをとる必要があることがわかるだろう。

CHAPTER ◉ 9
よき歯科医師に なるために

MISSION 48

「腰を落ち着けて臨床をする」ということとは

“誰もが必ず年をとるという現実”

私が開業した28年前から、ずっと来院してくれる女性患者がいる。当時彼女は40半ばだった。声が大きく、私の背中をバンッと叩いて、「若いんだからがんばんなさいよ！」といつも励ましてくれた。

現在の担当医は私から若い歯科医師に変わったが、来院された時は挨拶や世間話を必ずしていた。

ずっとお元気だと思っていたのだが、先日歯科医院の廊下ですれ違った時、治療内容の説明を求められた。現在の彼女の担当医は学術肌で、彼が治療説明を端折るということは考えられない。私はすぐ担当医に内容を確認し、患者に説明をして納得していただいたのだった。

カルテとエックス線写真をもとに話をしたのだが、生年月日を見て彼女の実年齢に気がついた。70歳過ぎで生活習慣病もある。以前よりも足腰が細くもなっていた。今でいう「フレイル」（衰弱）が始まっているのかもしれない。そもそも、何度も説明を求めることも以前では考えられなかった。担当医に患者のそういったリスクを伝え、治療時には気をつけるようアドバイスしたのだった。

1か所でずっと仕事をしていると、私自身も年をとるが、当然ながら患者も年をとる。働き盛りの患者が定年退職して、病気になり弱っていく姿も見ているし、赤ん坊だったあの子がもう母親に！とか、やんちゃで利発な男の子が役者として活躍したりする姿も見てきた。

人は生まれ、生き、そしていつかは死んでいく。私は、その人の人生のどこかで役に立っていたいと思う。

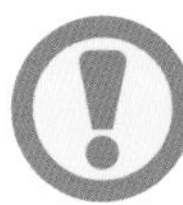

古くから来院している患者の資料には多くの学びがある

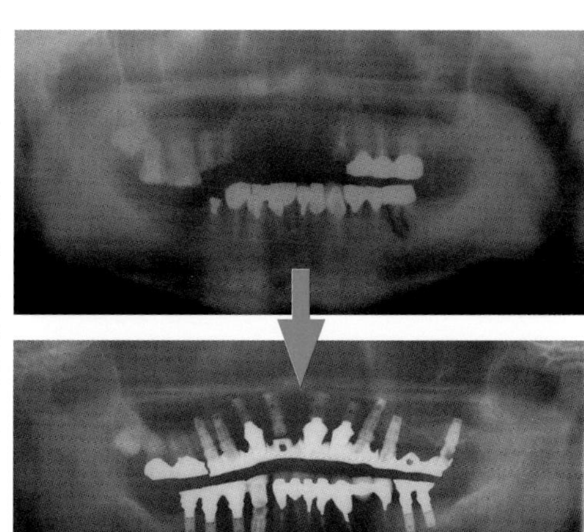

●長く来院している患者の資料は、難症例に対するヒントや治療後のリスクを見出すことができる。このパノラマエックス線写真は、非常に咬合力が強く、治療した歯からダメになるという主訴で来院した患者の、初診来院時と26年後のもの。咬合力が非常に強く、メタルフレーム入りのプロビジョナルレストレーションで経過観察せざるをえない症例である。インプラントに亀裂が入りスリープさせているものもある。

“歯科医師としての責任の果たしかた”

君も、「患者の人生」とまでは言わないが、せめて治療した歯が３年、できれば５年後までちゃんと機能していることを見届けてほしい。ちゃんと機能していることを見届けてはじめて、君は「一人前の歯科医師です」と自信をもって言うことができるだろう。

数年後、たとえその歯科医院を離れることになったとしても、経過を聞きに行けばよい。指導してくれた先生や院長に今の自分を報告し、そして患者の資料を見せてもらおう。そこにはかつての恥ずかしい仕事が残っているかもしれない。でもいいではないか。ちゃんと機能していれば自信になるし、再治療になっていたならばその原因を探ることができる。最後までその患者で勉強させてもらう、これも歯科医師の責任を果たすということだと私は思う。

MISSION 49
外科を志したきっかけ

“挫折が切り開いてくれた新しい道”

私は 32 歳で開業するまで、実は一度も全層弁を開いたことがなかった。それでよく抜歯や歯周治療をしていたと思う。

開業して２年目、いよいよその時が訪れた。低位智歯（低い位置で萌出が止まったような親知らず）の抜歯だ。

今の私であれば、低い位置に留まっている智歯ならば根の湾曲、肥大、骨との癒着で相当の難抜歯を覚悟して準備する。しかし、当時は「真っすぐ生えているのであれば、水平埋伏より簡単」とたかをくくり、抜歯の落とし穴に見事はまった。

鉗子抜歯を試みるも歯頸部で折れ、分厚い緻密骨に肥大した根が埋まったまま。自分の浅い経験と知識を総動員しても、抜ける方法が思い浮かばない。長時間、患者を苦しめるだけに思えた。

私は抜歯中止を決断し、近隣の総合病院内の口腔外科に泣きつくことにした。患者に紹介状を持たせ、私は診療終了後、ビール券とパノラマエックス線写真を持ってその病院に挨拶に行った。

入口で口腔外科の先生を呼んでもらい、自分の甘い診断で分厚い緻密骨に埋まった智歯抜歯の尻ぬぐいをお願いしたい旨を伝えた。私は外科の先生に自分の診断の甘さを叱られるかと思っていたのだが、「ああ、これは先生、誰が抜いても難しいですよ。お任せください」と、とても親切に対応してくださった。その先生は私よりもずっと若そうであったが、輝いて見えた（あとで聞くと当時その先生は 27 歳で、まさに伸び盛りだったのだろう）。

後日、その患者が傷の消毒に来院された。私の不始末でさぞかし抜歯が大変だっただろうなと思い、「大変だったでしょう？」と尋ねたところ、「いえ、麻酔して３分くらいですぐ抜けましたよ」とのこと。

私は驚くと同時に、「どうやって抜いたのだろう？」「自分もそんな外科処置ができるようになりたい！」と強烈に思ったのだった。

“30 の手習い”

私は父親から常々「歯科医師は一生勉強だけど、30 過ぎたら、せいぜいものになる新しい分野は１つだ。普通は入れ歯か外科。お前はどっちを選ぶんかのう」と言われ続けてきたことから、この時迷わず「自分は外科を勉強しよう」と思い立った。

それからお世話になったその外科の先生に毎週来ていただき、先生の診療日は朝から晩までずっとアシストを３年間続けた。

３年間、毎週筋鈎を引いてアシストを続けていると、だんだんその外科の先生の考えている次の処置が読めるようになってきた。次の処置が読めると、筋鈎を引く方向を変えたり、縫合の邪魔になる舌を圧排したりするようになった。

そしてある日、その外科の先生から「もう渡部先生は埋伏抜歯できますよ。やってみてください」と言われ、はじめて水平埋伏智歯の抜歯術をした。その時すでに 36 歳になっていた。

埋伏抜歯ができるようになったことで、私の興味と守備範囲は抜歯をベースに歯周外科、歯根端切除術、外傷、有病者歯科、インプラントへと急速に広まっていった。「自分でできるようになりたい」と思って始めた埋伏抜歯の技術は、その後の私の人生を変えてくれた。とはいえ、今思うと 30 過ぎからの学びは遅かった。

新しいことを始めるならば、若いうちのほうが覚えるのも楽だし、その知識と技術を活かせる期間もよりいっそう長い。自分がどんな歯科医師になりたいか、ぜひ模索して欲しい。

MISSION 50

守破離の歯科医療

“よい指導者に恵まれた私”

私は卒後すぐに臨床の道に進んだ。そこで出会った指導医は、厳しく基本を叩き込んでくれた。アシストにつきながら指導医の処置を見学していると、簡単そうに見え、自分でもできそうな気がしてくる。しかし術者として処置をし始めると、簡単そうに見えていたことがまったくうまくいかないことに気づいた。それからどうすればうまくいくかを考えるようになり、指導医の動作を細く観察するようになった。するといろいろなことが見えるようになってきた。レストの位置、利き腕と逆の手の圧排のしかた、バーの当てかたなど、アシスト時は患部しか見ていなかった私にとって、処置経験後に見た指導医の姿はまったく別物であり、一気に視野が広がった。

処置が終わると、指導医とディスカッションがあった。そこでその日うまくいかなかったこと、疑問に思ったことを指導医にぶつけた。その疑問に指導医は的確に回答してくれた。そのおかげで毎日得るものがあり、「次はこうしよう」と具体的な目標と計画を立てることができた。もし指導医に「そのうちできるようになるよー」とか「あんまり考えたことないね。なんとなくだよ」などいい加減なことを言われていたら、その後の成長はなく変な癖が身についていたかもしれない。よき指導医に出会えたと、今も感謝している。

“いずれ院長となる君へ”

これまで人生を振り返ってみると、誰もがたくさんの技能を習得して

歯科医療における守破離

守	破	離
指導医の処置を見よう見まねで行う。	自分で治療計画を立てて、それに従って処置を進める。	自分の経験に応じて最適な処置を行い、それ伝えることができる。

●守破離とは、日本における師弟関係のありかたを示した思想のこと。最初は師に言われたことを「守」り、やがて自分にあった形にアレンジして「破」り、そして師から「離」れてオリジナリティを出していくことである。歯科医療もこれに通じるだろう。

きているはずだ。たとえば、歩けるようになったこと、日本語を話せるようになったこと、食事を摂れるようになったこと、足し算ができるようになったこと、楽器が演奏できるようになったことなどだ。こういった技能は、「言葉や文字にして体系的に教えられるもの」と「教えられないもの」の２つに分類できる。この例で言えば、足し算や楽器の演奏は言葉や文字にして体系的に教えることができそうだが、それ以外の３つは言葉で伝えることが難しい技術だ。これは歯科医療でも同じである。自分が考えたり試行錯誤したり、先輩に教えられたことは他者に教えることができるが、なんとなく得た技能については教えることはできない。君たちの大半はいずれ自分の歯科医院を持ち、院長として若い歯科医師や歯科衛生士を教育していく立場になる。その時、君が「なんとなく」ばかりしか持ち得ていなかったら、教育者になれるだろうか？

若いうちのトレーニングとは、君の技術面の成長のために必要なだけでなく、院長としての資質を養うためでもあることを意識してほしい。「守破離」は歯科医療にも通じるのである。

MISSION 51

自分の足跡を残せ！

“口腔内写真は君を導く道しるべ”

森や砂漠で目的地に向かって歩いていく時、迷わないように、また何かあった時にすぐに引き返せるようにと、そこに至るまでに目印を残していく。同じような景色が続いていると、今自分がどの方向を向いているのか、本当にこの方向であっているのかわからなくなるからである。それは歯科治療においても同じである。日々の診療をなんとなく行っていると、今行っている処置がうまくできているのか、処置後の経過はどうかなど考えなくなってしまう。その結果、間違った方法を正解と勘違いし、歩き続けてしまうかもしれない。

それを防止するために、初診時あるいは自分が処置を行う前に、口腔内写真撮影を含む資料採得を行う癖をつけよう。大切なことなので繰り返すが、当院では研修医の頃から口腔内写真をドキュメントとして撮影することを推奨している。これは研修医が道に迷わないようにするためである。

口腔内写真を撮ったら、撮りっぱなしにせずよくそれを観察してみるといい。診療中は余裕がなくて見落としていた部分や気づかなかったことが、診療後に見つかることがある。そこで見つかった部分は、次回来院時に口腔内で実際に確認する。口腔内写真があれば、自分の診療のフォローをすることができるのだ。

その他にも、口腔内写真を利用したほうがよい場面はいくつかある。たとえば、処置を行う前後の記録である。両者を比較することで、自分の行った処置のよしあしを評価することができる。歯周治療であれば、初診時、TBI 後、SC 後、SRP 後、Fop 後といったように各ステップで

口腔内写真は君の臨床の足跡である

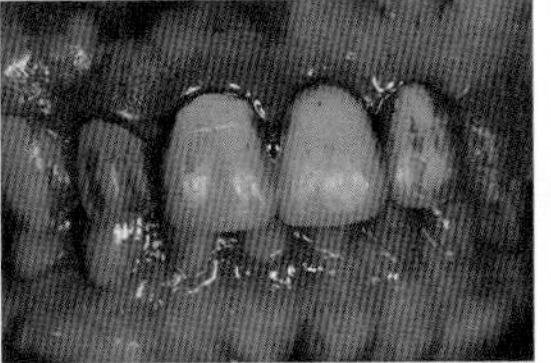

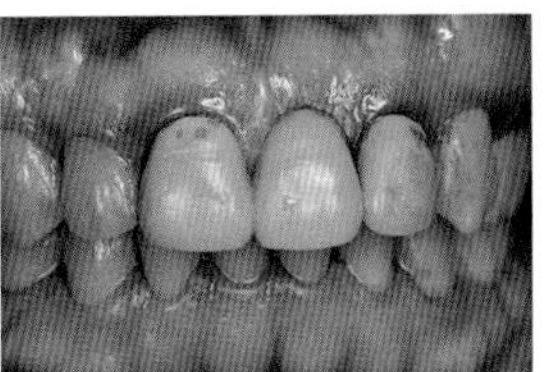

●（左）初診時はプラークが全顎的に付着していた。（右）プラークが減り、歯肉も引きしまっている。左の写真と比較して患者説明に使用したり、今後の課題を見つけたりすることができる。

記録を撮り、歯肉の状態やプラークの付着状況の変化を比較する。写真を撮っていないと、「なんとなく歯肉がきれいになってきた気がする」程度にしか思わないかもしれない。しかし写真にて術前後の比較をすることで、具体的に「ここは改善してきたがまだこの部分は炎症が残っている」、「では次はこういうところに気をつけて、残っている炎症をとろう」と考えることができる。つまり写真を撮るということは、処置を振り返り、反省とその改善策を講じることができるようにすることなのである。

“他にもある口腔内写真の活用法”

口腔内写真を使ってプレゼンテーションを作成するのもいい。集めた患者情報をまとめることは自分の頭の整理にもなるし、それを患者に見せながら治療計画を説明すれば、患者はその先の治療の流れをイメージしやすくなるはずだ。さらに人前でそれをプレゼンすることで、症例に関するディスカッションが可能になる。

写真を撮り自分の処置の痕跡を記録として残すことはとても大切なことなので、若いうちから習慣づけるべきである。

MISSION 52

脱・主訴だけ治療

“問題点は主訴部位以外にもある”

「先生、昔詰めた銀歯が取れました」——これは日常臨床においてよく出会う主訴の１つだ。たとえばインレー脱離なら、「二次う蝕は大丈夫かな？　あったら、まずう蝕を取って、深かったら覆罩して、場合によってはアンレーかな」のように、その歯の治療の流れは瞬時にイメージできるだろう。

しかし、ただこれをイメージできたからといって安心してはいけない。その患者の隣在歯のインレーは大丈夫だろうか？　隣在歯は過去に同じタイミングで治療されている可能性が高い。では対合歯はどうか？　反対側は？　ワタナベ歯科では、主訴の歯だけを見ていては及第点をあげることはない。まずは不適合補綴物の有無の確認からでもいいので、今日から全顎的に口腔内を観察する習慣を持つようにしたい。

俯瞰的に口腔内を診ることができるようになってくれば、歯周組織や咬合関係、顔貌とのバランスなど、おそらく多くの患者においてさまざまな問題点が浮かび上がってくるはずだ。むしろ日本では、問題点のない患者のほうが少ない。「ただのインレー脱離と思っていたら、全顎治療だった」——こういったチャンスは、多くの患者に秘められているのだ。

“対症療法から脱却できるのは、歯科医師しかいない”

う蝕が減少傾向にある現在、virgin tooth（治療が施されていない歯）の治療よりも前医の治療のやり直しがいかに多いことか、君も実感して

この症例、主訴部位だけの解決で OK？

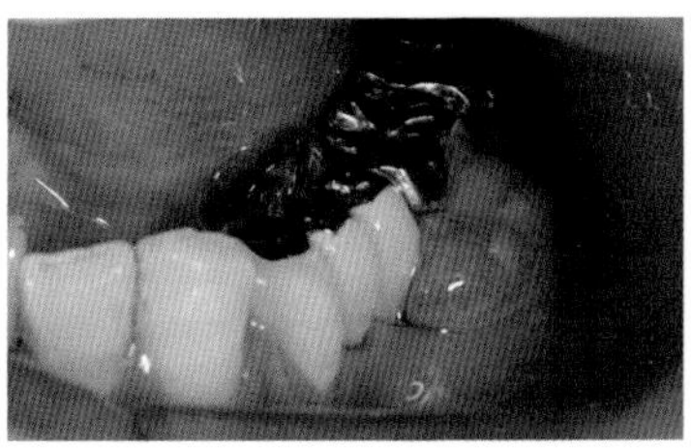

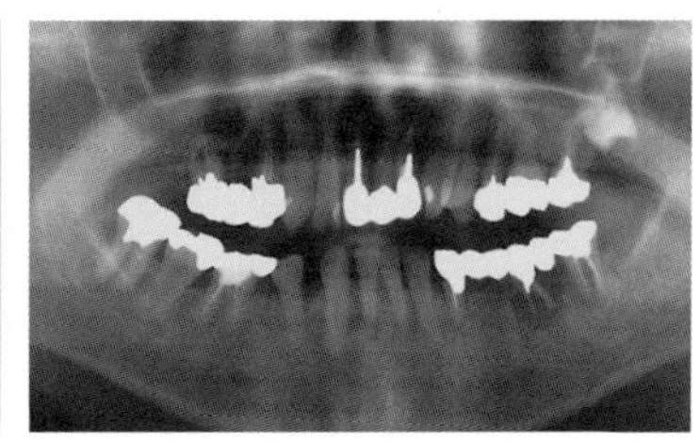

● 1 年目の歯科医師が担当した 53 歳女性の症例。下顎左側臼歯部の腫脹を主訴に来院。主訴部位のブリッジ支台歯は破折していた。一見して修復の多い口腔内だが、はたして問題はこの部位だけなのだろうか？　（次ページ参照）

いるだろう。

これまで世の中の 99％の歯科医院が、保険制度のもと、その場かぎりの対症療法的な drilling & filling の治療に明け暮れ、それを繰り返すことで多くの日本人の咬合が崩壊してきた。そのため日本人の歯に対する価値観は上がらず、先進国において日本人のデンタル IQ は極めて低い状態になってしまった。他国に比べて日本では歯科医師があまり人気のない職業であり続ける原因は、歯科医師自身にあるのだ。自分の仕事の人気がないなんて、とても残念でならない。

しかし、これは今までの話である。日本における歯の価値を高めるのは、私たちの使命だ。対症療法的な drilling & filling から脱却して、機能性と審美性、そして永続性のある歯科治療を提供していかなければならない。

一口腔単位の診断は、経験の少ないうちは勇気が必要であり、また治療時間もかかることから、及び腰になってしまうかもしれない。しかし歯科医師としての誇りと気概をもって、そこに立ち向かってほしい。単冠ビジネスの時代はすでに終わっているのだから。

1年目の歯科医師が取り組んだ一口腔単位の治療例

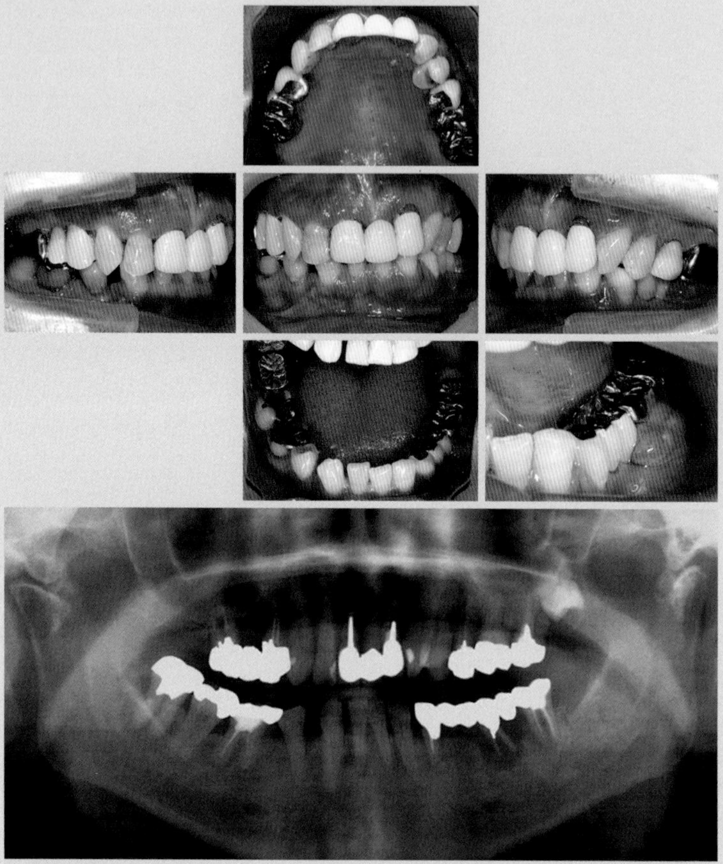

●初診来院時の口腔内写真およびパノラマエックス線写真。主訴部位である下顎左側ブリッジの支台歯破折以外にも、前歯、上顎右側臼歯部ブリッジの支台歯が破折していた。また、補綴物の多くが不適合であった。歯周組織の状態も悪く、下顎前歯にはすきまがあり、うまく咬合のバランスが取れていなかった。患者はこれまで「痛くなったらそこだけ治療」の繰り返しだったとのこと。

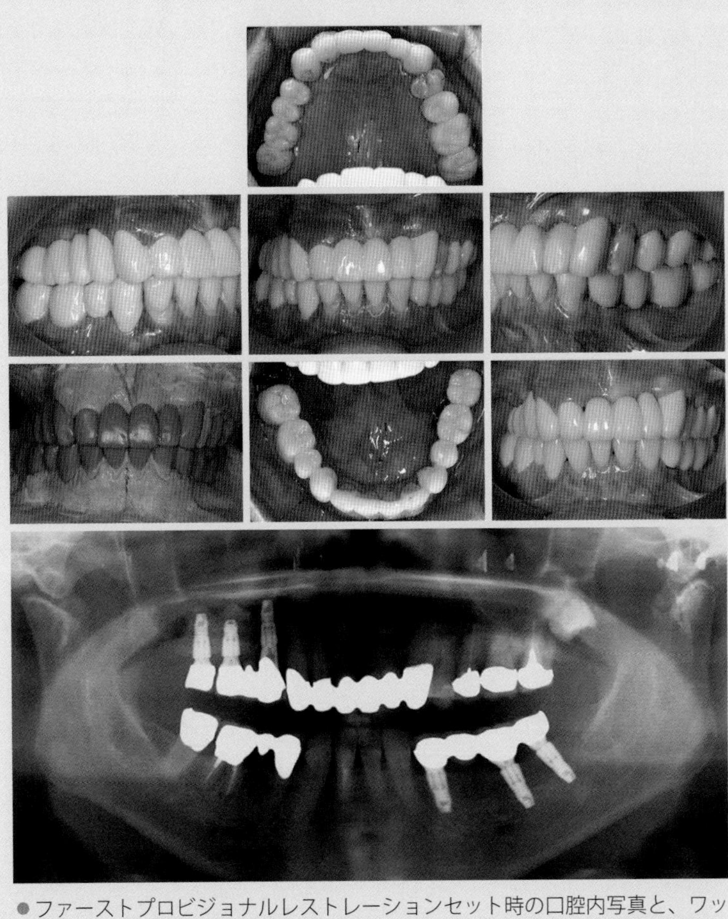

●ファーストプロビジョナルレストレーションセット時の口腔内写真と、ワックスアップならびに最終補綴物装着時の正面観とパノラマエックス線写真。各種資料を用いて患者に現状を説明したところ、患者は全顎的にやり直しを希望した。そこで、臼歯部ブリッジ支台歯を抜歯後にインプラントを埋入、下顎前歯は部分矯正をした後、ラミネートベニアにて補綴を行った。一口腔単位の治療により、咬合も安定した。主訴部位だけの治療では口腔内の諸問題を解決することはできず、また患者の「痛くなったらそこだけ治療」を継続させるだけだったであろう。卒後１年目の歯科医師であっても、このように一口腔単位で患者を診る勇気を持つべきである。

MISSION 53

弘法も筆を選んでいる

“Myバーを持とう”

弘法大師、すなわち空海は、唐から筆を持ち帰り、嵯峨天皇に献上したといわれる。その際、筆を楷書用、行書用、草書用、写経用にわけて奉献し、「字によって筆は取捨選択すべき」と述べていたといわれている。「適材適所、道具を使いわけるべきである」ということを伝えていたのだ。「弘法も筆を選びまくり」である。

手練れの弘法大師が道具にこだわっているのだから、経験のない君たちなら、なおさら道具にこだわらなければとても同じ土俵に立つことはできない。1本でもいいから、Myバーを持ったほうがいい。愛着が湧いて、その便利さに気づき、「もっともっと」となるだろう。

“現在は成長を加速させる便利な器具・機材がある”

たとえば歯内治療分野であれば、持っていたほうがいい道具はたくさんある。CT、マイクロスコープ、超音波チップ、ロングシャンクのバー、NiTiファイルなどだ。

CTの情報量はデンタルエックス線写真とは比較にならないほど多い。根管の広がりかた、湾曲のしかたがよく見える。見えると作戦が立てやすい。私は種々の経験を通じてデンタルエックス線写真の読影力を高めてきたが、CTがあればその過程を何ステップも飛ばすことができるはずだ。

では、ロングシャンクのバーや超音波チップはどんな時に使えばいいのだろうか？　もし勤務先に拡大装置（ルーペ、マイクロスコープ）が

バー１本の違いで、ここまで視界が変わる！

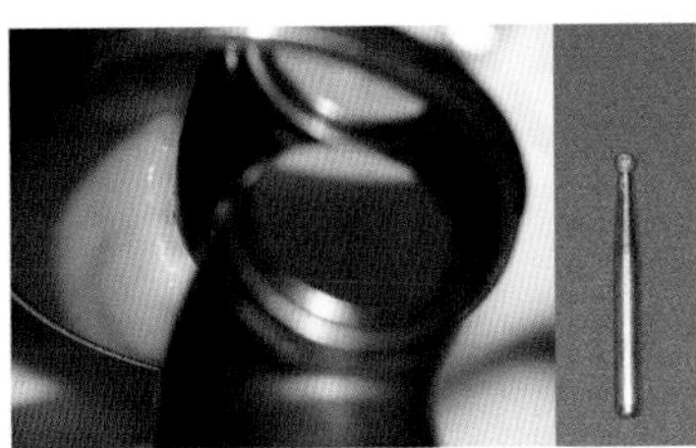

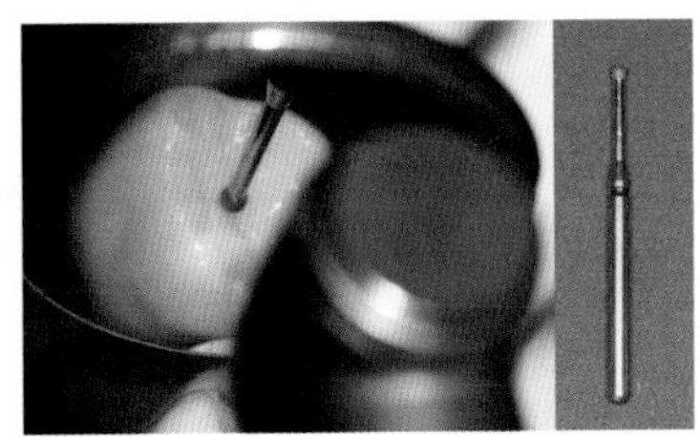

●左は通常のシャンクのバーを使った時のマイクロのミラー像。右はロングシャンクのバーを使った時のミラー像だ。どちらが「見ながら」治療できるだろうか？

あるならば、それを活かせる治療道具が必要だ。マイクロスコープは、最初と最後に確認するためだけに使うものではない。視野を拡大しながら治療することが重要だ。そのためには、限定された視野のなかで、視野を邪魔しない道具も揃えたほうがいい。それがロングシャンクのバーや超音波チップなのである。

私がかつてロングシャンクのバーを使っていたシチュエーションといえば、「その部分に届かない時」だった。その使い道は今、さらに広がっているのだ。

“新製品や新材料に敏感になろう”

時代はどんどん変わる。学会に出たり、商業雑誌や臨床論文を読んで常に情報を取り入れて、どんな道具がこの業界にあるのかを見ていく必要がある。デンタルショーでは、実際に触ってみたり、ものによってはサンプルを得ることもできるだろう。関連セミナー情報を得ることもできる。歯科医師であり続ける以上、アンテナはいつも張り続けていよう。

MISSION 54 君は名プロデューサーになれるか？

“歯科治療は 1 人では完結しない”

歯科医療を行っていく上で、補綴治療は必要不可欠。歯科医師は形成を行い、TeC、プロビジョナルレストレーションへの置き換え、評価を行い、問題がなければ印象へと移行する。そして、完成した補綴物を試適して再度評価を行い、set へと進んで行く。

この流れは、一見すると口腔内に触れる歯科医師もしくは歯科衛生士による治療で完結しているかのように思えてしまう。治療を受ける患者の多くも、このようなイメージが大半だろう。

しかし、大事なことを忘れている。「その補綴物は誰が作ったのか」だ。言うまでもなく、それは歯科技工士である。

“歯科医療のリアリティを認識せよ”

歯科技工士は、私たちが口腔内で印象したものを実際の補綴物として形に表現してくれる。この仕事がなければ歯科治療は成立しない。しかし、実際に歯科技工士と密に連携をとり、補綴物製作を行っている歯科医院はどれくらいあるのだろうか。

- 独りよがりに形成・印象して、「はい、作ってください」と歯科技工士に発注する
- うまくできてこなければ、情報の提供不足も考えずにクレームを出す

こんな歯科医師もいるそうだ。本当にそれでいいのだろうか？

印象とバイトのみを渡し、指示もほとんどない状態で行う技工には限

歯科技工士が求めている情報

①印象
②バイト
③シェード（口腔内写真含む）
④治療計画
⑤患者の希望とキャラクター
⑥マテリアル

●歯科技工士に補綴物製作を依頼する際に必要な情報。歯科技工士はこの情報だけを頼りに補綴物を製作することから、質の高い情報を提供するようにしたい。

界がある。歯科医師がどんなに口腔内の問題を解決しようとも、その情報が歯科技工士に伝わっていなければ何の意味もなさない。歯科医療のリアリティをもっと認識すべきである。

“チーム医療であることを忘れるなかれ”

①印象、②バイト、③シェード、④治療計画、⑤患者の希望とキャラクター、⑥マテリアル（材料）――これは、実際に歯科技工士が必要とする情報である。臨床では、治療計画の段階で補綴部位、形態、バイトなどをあらかじめ決定し、それをゴールとしていく。その後、患者との対話のなかで「患者が何を求めているのか」を明確にし、それをもとにマテリアルを決定していく。この過程と結果を歯科技工士に伝えるのである。もちろん、この過程を歯科技工士とともに行ってもよい。

１人で行う治療には限界がある。それを補いあうのが歯科技工士である。これこそがチーム医療の基本であり、協力しあうことではじめて理想的な治療の実現、そして信頼獲得に近づくことができる。

歯科医師は､歯科医療という現場を取り仕切るプロデューサーである。名プロデューサーを目指すのであれば、歯科界の先人たちはみな歯科技工士を尊重しているという事実を、ぜひ学んでほしい。

MISSION 55

会議は始まる前に終わっているべき

“私の歯科医師人生を変えた出会いと一言”

歯科医院が軌道に乗り始めた頃､私は「この先にあるのは何だろう？」と疑問を持ち始めた。外車？　別荘？　分院展開？　どれもピンと来ない。そこで私はかつて私を指導してくれた恩師に、その疑問をぶつけてみた｡恩師は｢そうか､それでは君の目指すべき歯科医院の見学に行こう」と言ってくださり､某県にある大きな歯科病院を見学することになった。

到着した歯科医院は、はじめて見る規模であり、まずそれに驚いた。また、すれ違うスタッフの誰もが「おはようございます」「こんにちは」と自信にあふれた笑顔で礼儀正しいのも驚きだった。「私はこんな自信にあふれた笑顔の挨拶はできない」と思い、実に恥ずかしかった。

そして、恩師とその巨大歯科病院の院長、歯科業者の人が、ほんの5分の立ち話で500万円もする器材の購入を決定したのを見て、また驚いた。「そんな高価な器材購入をたった数分で決めるんですか？」と質問すると「外科は器材が大事なんだ。よい道具や器材は、お前の腕（スキル）を1段も2段も上げてくれるんだ」と教えてくれた。これはそれ以降の私の歯科医師としての人生を大きく変える一言だった。

“意地で始めた24時間対応”

その巨大歯科病院では、当時すでに24時間の救急対応をしていた。それに感銘を受けた私は、帰浜してすぐに勤務医を集めて見聞きしたことを伝え、「ワタナベ歯科でも24時間救急対応したい」と伝えた。

当時は副院長として口腔外科に５年間所属していた歯科医師がいたので、『７名いれば交代当直は可能だろう』『副院長も賛成してくれるだろう』と思い込んでいた。そして「皆で当直を交代で始めようと思うが、どう思う？」と切り込んだところ、「この体制では絶対無理です。私は反対です」と返り討ちにあった。当然他のスタッフも反対で、私はショックを受けた。「私の考えは言わなくてもわかってくれている」と思っていた私が浅はかだった。

とはいえ私も自分の考えを簡単に引っ込めることはできない性格なので、「わかった。それでは私一人で日勤と夜間休日の救急対応をする。１年それでうまくいったら皆で交代でやろう」と言い、１人でスタートした。最初の１年は今の６分の１程度の急患対応件数だったが、常に睡眠不足で微熱があるような状態だった。

“「くどい」と思われるくらいがちょうどいい”

ここから得た教訓は、「何か新しいことを始める時は、十二分に準備をして根回しをしてから会議に臨むべき」ということだ。大事なことを決める時は、その場の空気で流れを変えさせてはいけない。会議は始まる前に終わっているべきなのだ。

君が将来開業して憧れの院長になった時、「どうしてスタッフは私の思うように動いてくれないのだろう？」と悩むだろう。「人の考え」というものは、わかりやすい言葉で、口に出して、何度も言わないと周りの人には伝わらない。動かないのは君が声を発していないからだ。

自分がよいと思ったことであれば、まずは個別に話し合う。個々のスタッフにとって何がメリットで何がデメリットか、またそのデメリットも違う面から見ると実はメリットであることを理解してもらうのだ。たとえ「くどい」と言われようとも、諦めてはいけない。

おわりに

私が渡したつもりの襷(たすき)と、あなたが受け取った襷は、少し解釈が違うかもしれません。それはそれぞれの時代の価値観の違いがあるからです。

私の父は、私に自分の価値観を無理やり押しつけようとはしませんでした。私の個性や将来の見かたの違いを受け入れていたからでしょう。当時としては珍しかったと思います（母親は熱烈に地元に帰ってきて欲しがっていましたけれども）。しかし、私の選択に対する懸念は伝えてくれました。

MISSION 04 のエピソードに登場した「子どもたちがむしゃぶりついてくるような人気者の兄ちゃん」のような人間は、そうそう生まれてはきません。しかし、そういう人間を素直な気持ちで観察し、真似してみることは大切なことです。読者の皆さんには、成長して「先生」と呼ばれるようになっても、相手の話を聴き、その価値観を受け入れる（受容する）人間になってほしいと願っています。

歯科医師は１人では成り立たない仕事です。その歯科医師の人としての魅力と技術に患者さんは集まります。惹きつける相手は患者さんだけではありません。スタッフも業者さんも同じです。人は、人としての魅力を感じることで集まってくるのです。あなたの仕事を一生懸命支えてくれる支援者を増やしていくことが、自分のやりたい仕事を成功させる近道です。

私が外科の修業時代、師匠が注文した新品の骨切りのモーターが現場で動かなかったことがありました。何とか無事手術を終えた師匠のところに、立ち合いに来ていた業者の人がいきなり「申し訳ありませんでした！」と土下座されました。私はそういうことはドラマの中の世界だけの話だと思っていたので、あっけにとられて棒立ちになってしまいました。すると師匠はみずから膝をついて業者の彼の肩に手をやり、「○○君、そういうことはやめなさい。お互い人間じゃないか。それより次回から動作確認を忘れないでくれよ」と優しく声をかけたのでした。私は、あの厳しい師匠がこんな行動をされるのかと、二度びっくりしたのでした。

後で師匠は、「渡部、今日のことは一生忘れるな。我々は先生と呼ばれちゃいるが完璧な人間じゃない。何かあった時、お互い助け合ってやっていくものなんだ。だから業者の人間を大事にしなさい。けっして驕った態度を取っちゃいかんのだ」と教えてくれました。

皆さんも、いずれ院長先生になるかもしれません。その時、あなたを叱ってくれる人間はいないでしょう。このエピソードを忘れずに、すばらしい歯科医師人生を歩んでください。

最後に、いつも家事と経理の両面から私支えてくれる妻に感謝します。私がこれまで歩んでこられたのは、家族のおかげです。

2024年４月
渡部譲治

参考文献一覧

【MISSION 22】

1. Ray HA, Trope M. Periapical status of endodontically treated teeth in relation to the technical quality of the root filling and the coronal restoration. Int Endod J 1995 ;28(1):12-18.

【MISSION 23】

1. 加藤熙（編著）．歯学生のための歯内療法学．東京：医歯薬出版，2000.
2. Tamse A, Kaffe I, Littner MM, Shani R. Statistical evaluation of radiologic survey of pulp stones. J Endod 1982;8(10):455-458.

【MISSION 25】

1. Sorensen JA, Engelman MJ. Ferrule design and fracture resistance of endodontically treated teeth. J Prosthet Dent 1990;63(5):529-536.
2. Libman WJ, Nicholls JI. Load fatigue of teeth restored with cast posts and cores and complete crowns. Int J Prosthodont 1995;8(2):155-161.

【MISSION 46】

1. 山本 昇，長谷川 紘司，末田 武，木下 四郎. Interdental Brush と Dental Floss の清掃効果について．日歯周誌 1975;17(2):258-264.
2. 日本インプラント学会データより．http://min-implant.jp/beginner/data/（2017 年 12 月 8 日アクセス）
3. 石井宏（監修）．藤本研修会 Standard Textbook 1. Endodontology. 東京：デンタルダイヤモンド社，2017:16-17.

【MISSION 47】

1. 厚生労働省 HP．第 5 次循環器疾患基礎調査（平成 12 年）．http://www.mhlw.go.jp/toukei/kouhyo/data-kou18/data12/junkan-h12-2.pdf（2017 年 12 月 28 日アクセス）

臨床研修医を開業医で一番育てている院長が語る
新・できる歯科医師のミッション 55

2024 年 4 月 22 日　第 1 版第 1 刷発行

監修　渡部 譲治（わたなべ じょうじ）
著　澤田 卓弥（さわだ たくや）／鈴木 篤士（すずき あつし）／中村 一仁（なかむら かずひと）／林 茂雄（はやし しげお）／渡部 真麻（わたなべ まあさ）
発行人　畑 めぐみ
装丁・デザイン　ヒシキ カヨ
発行所　インターアクション株式会社
東京都武蔵野市境南町 2-13-1-202
電話　070-6563-4151
FAX　042-290-2927
web　https://interaction.jp
印刷・製本　シナノ印刷株式会社

ISBN 978-4-909066-64-0 C3047
定価は表紙に表示しています